장내세균의 역습

식이섬유와 유산균을 많이 먹으라는 말은 잘못됐다

장내세균의 역습

에다 아카시 지음 | 박현숙 옮김 | 김나영 감수

비타북스

장내세균이
폭주하기 시작했다

장내세균은 지금까지 우리에게 '내 편' 혹은 '오랜 친구(Old friends)' 처럼 여겨졌다. 그러나 최신 연구 결과는 장내세균이 간혹 증식 장소를 착각하거나 과도하게 증식해 오히려 우리 건강을 위협하는 '적'이 될 수 있다고 말한다.

장내세균은 현대인의 식습관 문제, 스트레스, 정크 푸드 범람, 항생 물질 남용, 도시 환경 오염 등으로 이미 만신창이가 됐다. 그리고 오늘날 이런 급격한 변화를 배경으로 '장내세균의 역습'이 일어나고 있다. 소장내 세균 과잉 증식(Small intestinal bacterial overgrowth, SIBO)이 그 결과다. 최근 연구로 밝혀진 세균 질환 SIBO는 의학계도 크게 주목하고 있다.

본문에서도 자세히 다루겠지만 소장에서 일어나는 비정상적인 세균 증식으로 인해 많은 현대인이 장 문제를 호소하고 있는 것으로 추정한다. 복통, 복부 팽만감, 가스, 배에서 나는 소리, 설사와 변비, 그로 인한 피로감, 집중력 저하 등이 주요 증상이다. 더 큰 문제는 특별히 배에 이상이 없는데도 심부전, 간부전, 신부전, 뇌경색, 암, 치매 등 전신 질환이 나타났다는 것이다. 이 모든 게 장내세균의 역습이 불러온 불행의 모습이다.

의사에게 늘 "원인을 알 수 없습니다" "스트레스네요"라는 말 밖에 듣지 못했던 환자들이 매일같이 전국 각지에서 우리 병원으로 모여든다. 그들은 수년째 계속되는 증상의 원인조차 알 수 없어 설사, 복통, 복부 팽만감 등으로 고통받으며 이 병원 저 병원을 전전하고 있다. 만약 당신이 이런 장 문제를 앓고 있다면 먼저 이 책을 읽어보라 권하고 싶다. 당신이 겪고 있는 증상의 원인과 최신 치료법을 반드시 발견할 수 있을 것이다. 이 책에서 제안하는 대로 식단과 생활 습관을 바꾸고 제대로 된 검사를 받는다면 삶의 질이 크게 향상될 것이다.

그렇다면 장내세균은 인간이 공격해야 할 대상이자 증오받아

마땅한 만인의 '적' 혹은 '침략자'의 얼굴을 하고 있을까? 그렇지 않다. 현재 전 세계를 공포와 혼란에 휩싸이게 한 신종 코로나 바이러스와 마찬가지다.

세균이나 바이러스는 모두 자신이 머무는 장소 즉, 주소가 정해져 있다. 아무리 몸에 좋은 유익균이라 해도 자신의 주소를 벗어나면 우리 몸에 매우 나쁜 영향을 미친다. 주소가 부동산의 가치를 좌우하듯이 생물은 최적의 위치에 섰을 때 비로소 제 역할을 다할 수 있다. 이는 만물의 이치와도 같다.

세계적 대유행을 일으킨 신종 코로나 바이러스도 원래 박쥐 몸속에 있었던 것으로 추정된다. 그런데 어떤 이유에서인지 제 위치를 벗어나 인간 세상으로 끌려 나오는 바람에 큰 병원성을 갖게 됐다. 박쥐와 공생 관계를 유지하던 코로나 바이러스는 적절치 못한 환경에 놓인 뒤로 유전자 변이를 되풀이하다 인간계에 공격을 퍼붓기 시작했다.

2020년 5월 6일 기준, 신종 코로나 바이러스로 인한 전 세계 사망자 수는 26만 3,841명이다. 일본에서만 556명이 사망했고 국가별로 살펴보면 미국이 7만 3,431명으로 가장 많았다. 영국이 3만 150명으로 그 뒤를 이었으며 이탈리아에서 2만 9,684명이, 스페인에서 2만 5,857명이 사망했다.

일본 유명 개그맨인 시무라 겐도 신종 코로나 바이러스가 유발한 폐렴으로 사망했다. 예전에 한번 그를 만난 적이 있는데, 그는 차분하고 따뜻하며 인정이 넘치는 사람이었다. 의사로서 사나운 기세를 떨치고 있는 바이러스가 괘씸할 따름이다.

신종 코로나 바이러스처럼 주소지를 이탈해 인간을 공격하게 된 세균류가 하나 더 있다. 이들이 무자비한 공격을 퍼붓고 있는 장소는 다름 아닌 인체의 배 속이다.

알다시피 장내세균은 원래 인체의 면역력을 높이는 데 유익한 활동을 한다. 즉, 면역력이 장 속에서 탄생하는 것이다. 그런데 사람들은 인체와 상호 보완 관계에 있던 '오랜 친구' 장내세균을 병원체로 여겨 함부로 취급해왔다. 가벼운 감기(바이러스 감염)에도 항생제를 쓸데없이 투여하고 지방 함량이 높은 서양식을 섭취해 장내세균을 교란시키며 학대한 결과, 그들은 역습을 시작했다.

당뇨병이 의심되는 환자를 예로 들어보자. 발병 여부를 알려면 당 부하 검사를 받아야 한다. 탄수화물 75g을 섭취한 뒤 30분, 60분, 90분, 120분 간격으로 채혈하며 혈당 상승치를 조사해 질병 여부를 판단한다. 이 검사에서 탄수화물을 섭취한 직후 "선생님 배가 너무 부푸는데요?"라고 호소하는 환자가 있다. 세균 이상 증식이 있는 경우다.

검사에서 섭취한 탄수화물은 소장에서 증식 중인 세균의 먹이가 돼 발효하는데, 세균 이상 증식이 있는 경우에는 과도한 수소가스가 발생한다. 흔히 장 건강이라고 하면 다들 대장을 떠올리지만, 사실 무병장수하려면 소장의 건강 유지가 무엇보다 중요하다.

당뇨병 환자의 경우 4명 중 1명꼴로 세균 이상 증식이 나타난다. 그 이유는 무엇일까? 무절제한 식습관 때문이다. 인간의 잘못된 식습관과 폭식으로 인해 소장 내로 과도한 영양분이 들어오면 장은 일차적으로 흡수량을 늘리는 방식으로 대응한다. 하지만 이런 식생활 패턴이 이어지고 영양분이 흡수 가능한 분량 이상으로 소장에 쌓이면 미처 소화되지 못한 당이 소장 내를 부유한다. 그러면 결국 그 당을 먹이로 하는 장내세균이 소장 내에 증가할 수밖에 없다.

소장 안에서 세균이 증식하면 무슨 일이 생길까? 세균은 인체가 당(Glucose, 글루코스)을 흡수하기 전에 소장 안에서 먼저 당을 흡수한다. 이로 인해 혈액으로의 당 흡수 과정이 억제되고, 혈당은 자연스럽게 천천히 상승한다. 즉, 과식과 폭식으로 당뇨병 환자가 늘기 좋은 이 시대에 장내세균이 당뇨병 발병을 늦추는 역할을 대신하고 있었던 것이다.

대견하게도 장내세균은 급격한 혈당 상승으로부터 인간을 보호하기 위해 스스로 증가를 택했다. 하지만 힘을 다 쏟아버린 장내세균은 더 이상 과잉 영양분을 흡수할 수 없는 병적인 상태가 됐다. 이것이 바로 SIBO라는 질환이다. 이런 모습은 마치 '귀자모신*' 같다. 귀자모신은 자기 아이를 너무 사랑한 나머지 귀신의 형상을 띄게 됐다. 그러니 장내세균은 적이 아니다. 우리 몸을 최선을 다해 지키려고 지나치게 노력했지만 그 결말이 SIBO라는 질병의 형태로 나타났을 뿐이다.

장내세균은 오래전부터 인체를 친구처럼 보호해왔다. 우리 스스로가 미리미리 몸을 아끼고 진심으로 건강에 주의한다면 장내세균의 원래 모습을 되찾을 수 있지 않을까? 장내세균을 귀신 형상으로 남게 할지, 오랜 친구의 모습으로 되돌릴지는 인간에게 달렸다. 오랫동안 장 트러블로 고통받으며 당연히 누려야 할 삶의 질과 행복을 포기해온 환자들에게 이 책을 추천한다. 책의 내용을 읽으며 조금이나마 증상이 완화되기를, 앞으로 더 나은 인생을 꾸려가는 데 도움이 되기를 바란다.

2020년 5월, 에다 아카시

---

* 불교의 호법신. 남의 아이를 잡아먹는 여성 신이었으나 자기가 낳은 아이에게는 상냥한 어머니였다. 석가의 교화로 다른 부모의 슬픔을 깨닫고 부처의 법문에 귀의, 이후 아기의 양육과 보호를 맡는 신이 되었다.

PART 2

장내세균에
지배당하는 사람들

PART 3 의사도 알아주지 않는 장 트러블

PART 4

소장을 덮친
SIBO라는 난치병

PART 5
장 트러블러가
꼭 알아야 할 최신 치료

최강의 식사 치료,
저포드맵 식단

PART 6

• 일러두기 옮긴이, 편집자, 감수자의 주석을 각주로 달았습니다.

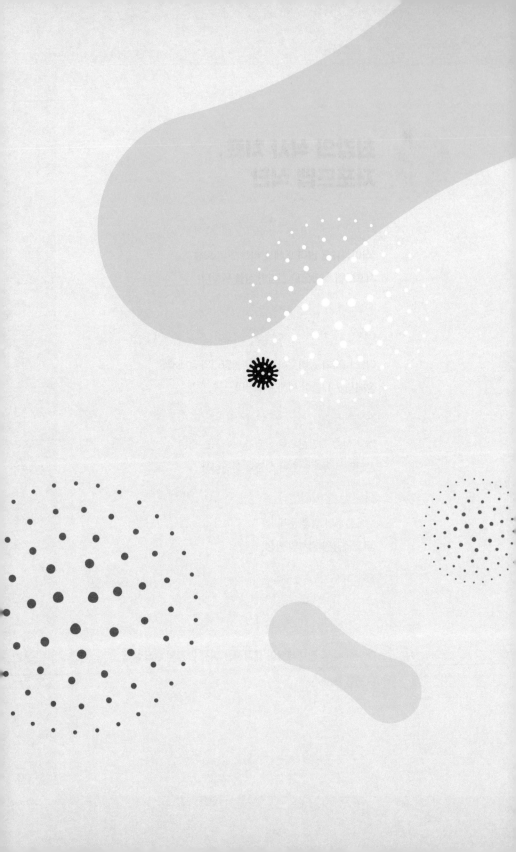

장에 찬 가스가
만병을 부른다

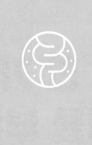

배 속이 늘 불편한 사람이
열에 하나인 시대

과민성 장 증후군은 일반적으로 복통, 복부 팽만감 및 불쾌감, 배변 습관 변화 등이 나타나는 질환이다. 거의 10명 중 1명이 과민성 장 증후군 증상을 앓고 있으며, 장 문제로 장기간 혹은 빈번하게 휴가를 내는 사람들이 늘고 있다.

과민성 장 증후군 치료 경험이 쌓일수록 나는 환자들이 어느 정도로 고통받고 있는지 이해하게 됐다. 물론 과민성 장 증후군 환자 중에서도 증상이 심하지 않아서 일상생활이 가능한 사람도 있다. 하지만 대다수가 불규칙한 복통과 장 트러블로 친구와의 식사나 회사 업무, 버스나 지하철 같은 대중교통을 이용한 출퇴근, 여행 등을 포기한다. 극심한 과민성 장 증후군을 앓고 있는 환자들은 마음속으로 '차라리 죽고 싶다'고 생각할 때도 있다. 문제는 대부분의 의사가 이런 환자의 심정을 잘 알지 못한다는 것이다.

"가스가 차서 앉아있기도 힘들어요. 업무에 집중할 수도 없고요. 친구와 식사하거나 애인과 데이트하다가도 갑자기 화장실에 가고 싶으면 어떡하지, 방귀를 끼면 어떡하지 하는 불안감에 시달리거든요."

"벌써 몇십 년째 복통과 설사 문제를 겪고 있어요. 과민성 장 증후군이라는 진단을 받고 치료하고 있는데 전혀 효과가 없어요. 그래서 외출도 내키지 않아요."

이런 상황은 환자의 가족에게도 고통이다. 당사자를 포함해 온 가족이 이 문제로 골머리를 앓는다. "아들이 배가 아프다고 하는데 좀처럼 좋아지지 않아요. 하지만 어떻게 해줄 수도 없어요. 병원에 가도 그저 별일 아니다, 마음먹기 달렸다고만 해요" 라며 안타까운 심정을 토로한다.

과민성 장 증후군 환자는 다양한 장 트러블로 의사에게 진찰을 받지만 암이나 위장 폴립*처럼 생명을 크게 위협하거나 육안으로 확인되는 큰 이상이 없으면 "큰 병은 아니에요" "신경성이에요"라며 별일 아닌 듯 취급한다. 한 환자는 "그렇게 설사가 심하면 기저귀를 하세요"라는 말을 듣고 심한 충격을 받았다고 한다.

생명에 지장은 없지만
죽을 만큼 괴로운 병

설사나 변비 같은 증상만이 과민성 장 증후군 환자를 괴롭히는 것은 아니다. 과민성 장 증후군의 증상은 매우 광범위하다. 복통, 복부 불쾌감, 복부 팽만, 배변 습관 변화, 속쓰림, 구토, 과도한 포만감 등이 그것이다. 그밖에 과도한 가스 생성, 개운하지 못한 배변(잔뇨감도 있음), 배에서 나는 정체불명의 소리, 직장(直腸) 내 통증 등을 주요 증상으로 꼽을 수 있다.

의사도 잘 인식하지 못하는 증상으로는 나른함(권태감)이 있는데, 평소 장의 상태와 증상의 중증도에 따라 심각성이 달라진다.

---

* 위나 장 점막에 생긴 작은 모양의 돌기로 용종이라고도 한다. 염증성과 종양성으로 구분한다.

뿐만 아니라 온몸의 근육통(섬유 근육통)을 호소하거나 방광 자극 증상(빈뇨, 절박뇨 등)을 호소하는 환자도 있다. 생명에 지장이 없다 하더라도 복통이나 가스, 변비, 설사 같은 증상이 환자 본인에게 얼마나 절박한 문제인지 제대로 인식할 필요가 느껴진다.

지금껏 의사들은 암처럼 눈에 보이는 병(기질적 질환)을 필사적으로 조기 발견하기 위해 노력해왔다. 그로 인해 눈부신 의학적 성과를 이뤘지만 눈에 보이지 않는 병(기능성 질환)을 경시했던 것 또한 부정할 수 없는 사실이다. 이처럼 병의 중증도에 대한 의사와 환자의 인식 차이는 결국 환자를 더 고통스럽게 하고 있다.

과민성 장 증후군은 주로 스트레스나 유소년기의 트라우마가 원인이라고 여겨졌다. 이 질환은 감수성이 예민하고 쉽게 스트레스를 받는 10~30대 젊은 세대에게 자주 발생하며 입학·입사·이직 등의 시기에 더 심해지는 특징이 있다. 특히 도시에 사는 사람들에게 많이 나타난다. 세계적으로 진행된 도시화 스트레스, 환경 오염 물질로 인한 미세 먼지(PM2.5) 급증도 장 염증을 더 악화시켰다. 때문에 과민성 장 증후군 환자는 계속 증가 추세다.

미세 먼지라 하면 숨을 쉴 때 필요한 기관지나 폐를 괴롭힌다고 흔히 생각하지만 사실 대부분이 입을 통해 장으로 들어가 문제를 일으킨다. 실험용 쥐도 미세 먼지 환경에 두면 궤양성 대장염 등 장염이 생긴다.

오늘날 과민성 장 증후군은 전 세계의 건강 문제로 발전했다. 아시아 전체 인구의 9.6%, 일본인의 13.1%가 이 병을 앓고 있다. 당신 역시 언젠가 이 병에 걸릴 수도 있다는 의미다.

만성피로, 원인 모를 나른함, 에너지 부족도 장 문제

과민성 장 증후군 환자 중 상당수가 일상에서 피로를 많이 경험하며 때로는 만성피로 증후군 진단을 받는다. 만성피로 증후군의 정확한 진단은 꽤 까다롭다. 피로 자체는 몸이 아픈 많은 환자들에게 흔히 발견되는 증상이기 때문이다.

가령 피로감은 갑상선 기능 저하, 암, 빈혈, 부신 기능 저하, 심장이나 폐 질환 등에서도 자주 관찰된다. 가능성이 있는 모든 질환을 하나도 빠짐없이 검사하며 하나씩 제외하지 않는 이상 혼동할 수밖에 없다. 과민성 장 증후군으로 심한 피로감을 호소하는 환자가 의사에게 "확실한 원인은 알 수 없습니다" "피로감은 장과 관련이 없어요"라는 말을 듣는 경우도 흔하다.

간혹 시간이 경과하면서 수면으로 드러나지 않던 질환이 발견되는 경우도 있다. 초진 때 피로 원인으로 지목할 만큼 뚜렷하지 않던 병의 양상이 3~5년이 지나 갑상선 기능 저하증이나 비타민 B_{12} 부족으로 인한 빈혈로 밝혀지는 것이다. 그러나 과민성장 증후군과 만성피로 증후군의 관계에 주목한 연구가 지금껏 없었던 것은 아니다. 피로를 다른 질병과 관련짓거나 진단하는 게 쉬운 일은 아니지만, 이 주제에 관한 연구 및 논문 보고는 꾸준히 이어지고 있다.

집중력을 앗아가는
과민성 장 증후군

과민성 장 증후군 환자가 힘들어하고 의사도 잘 이해하지 못하는 증상은 피로감 말고도 여러 가지가 있다. 기억 장애와 인지 기능 장애도 여기에 속한다.

실제로 배 속이 불편하면 멍해지고 집중력이 흐트러진다. 일부 환자들은 배앓이가 빨리 나아서 일에 집중하고 싶다고 말한다. 이런 증상을 '브레인 포그(머릿속에 안개가 낀 느낌)'라고 하는데, 매우 적절한 표현이다.

내가 담당했던 환자의 대다수도 배 속이 불편하면 평소와 달리 두뇌 회전이 잘 안 되고 그날그날 증상 정도도 크게 달라진다고 했다. 과민성 장 증후군 증상이 그리 심하지 않은 날은 머릿속이 명쾌한데, 어떤 날은 정신을 차릴 수 없을 정도로 뭔가에 휘둘리는 기분을 느낀다는 것이다. 집중력이 떨어지고 무기력감에 빠질 때면 결국 자신을 책망한다고 호소했다.

대개 과민성 장 증후군 환자는 오후 중반부터 오후 후반까지 가장 피로를 많이 느끼며 눈에 띄게 정신이 산만해진다. 심한 경우에는 낮잠을 자야 회복이 될 정도로 강력한 피로감을 느끼는데, 그게 바로 늦은 오후 시간대이다. 경우에 따라서는 가벼운 언어 장애를 보이거나 의사 표현이 아예 곤란해지기도 한다.

환자가 의사에게 이런 증상을 말해도 크게 달라지는 것은 없다. 의사도 과민성 장 증후군으로 나타나는 다양한 증상을 제대로 알지 못하는 경우가 많기 때문에 그저 신경성 혹은 정신적인 문제로 결론을 낸다.

장내세균이 뇌를 해킹한다

배 속이 불편할 때 머리가 멍해지는 대표 원인으로 저혈당증을 꼽을 수 있다. 과민성 장 증후군을 앓는 대부분의 환자가 탄수화물을 섭취한 후 가벼운 저혈당 증상을 겪는다. 이런 환자를 대상으로 수소 호기 검사*를 실시하면 소장 내 수소 농도의 상승 여부를 알 수 있다. 참고로 수소가스는 입으로 들어오는 게 아니라 거의 100% 장내세균이 당을 분해할 때 발생한다.

검사를 통해 소장 내 장내세균이 과도하게 증가한 SIBO 상태에 있다는 사실도 확인 가능하다. 저혈당 증상 정도는 SIBO 중증도에 비례하는데, 이는 과증식한 장내세균이 저혈당증을 야기한다는 의미이기도 하다.

SIBO가 발병하면 소장 내에 비정상적으로 증식한 세균이 지질 다당류(Lipopolysaccharide, LPS)라고 불리는 독소(엔도톡신)를 내뿜는데, 이 독소가 장에서 혈액으로 흡수되는 질환을 내독소 혈증(엔도톡신 혈증)이라고 한다. 과민성 장 증후군 환자에게 나타나는 집중력 저하와 흐리멍덩한 정신 상태가 SIBO로 인한 내독소 혈증과 어떤 관계에 있는지는 추가 연구가 필요한 상황이다.

SIBO 치료 후 뇌 기능 저하가 개선됐다는 보고와 이를 뒷받침할 의학적 소견이 아예 없는 것은 아니다. 나 역시 담당 환자가 SIBO를 치료한 뒤 머릿속이 멍해지는 증상이 개선되는 경우를 일상적으로 목격한다. 대표적인 사례는 간 질환으로 뇌증

---

* 탄수화물로 이뤄진 시약을 복용한 뒤 기기로 날숨을 수집해 거기 섞인 수소 농도를 측정하는 방법이다.

(Encephalopathy)이 발병한 환자다. 뇌증이란 정신 착란(섬망)을 비롯한 뇌 기능 장애가 나타나는 증상이다.

간경변 환자의 예를 살펴보자. 환자의 장에서 장내세균이 생성한 독소가 혈액을 타고 간으로 이동하게 되는데, 이를 간에서 해독하지 못했을 때 뇌증이 발생한다. 건강한 사람이라면 간이 독소를 제거하는 필터 역할을 충분히 담당할 수 있지만, 간경변으로 간부전이 온 환자는 독소를 해독할 수 없는 상태이다. 결국 장내세균으로 인해 생성된 독소가 혈액을 타고 온몸을 돌며 심장, 신장, 간을 포함해 신체 모든 부위에 영향을 끼치다가 급기야 뇌 기능에도 문제를 일으킨다. 환자는 정신 착란 증세를 보이고 의학계에서는 이런 상태를 '간성 뇌증'이라 부른다.

SIBO의 합병증으로 간성 뇌증을 보이는 사람도 있다. 장 속에 과도하게 증식한 장내세균이 요소나 단백질을 분해해 독소인 암모니아를 발생하는 경우이다. 가볍게는 수면과 각성 리듬이 뒤바뀌거나 우울증이 생기고, 심하면 이상 행동이나 섬망 증상을 보이다가 결국 혼수상태에 빠진다.

문제는 최근 들어 증상이 뚜렷한 간성 뇌증 외에 그저 주의력이 산만하거나 자주 교통사고를 내는 등 의사도 좀처럼 알아채기 힘든 정도로 경미한 증상을 보이는 '미세 간성 뇌증' 환자가 늘었다는 것이다.

간성 뇌증의 치료법 중 하나로 항생 물질* 치료를 들 수 있다. 이 치료는 1960년대부터 시행됐는데, 정신 착란이나 피로를 동반한 간질 환자에게 네오마이신(Neomycin)** 등의 항생 물질을 투여하는 방식이다. 일반적으로 정신이 명료해지고 지남력 장애*** (Disorientation)가 개선되며 피로감도 조금씩 회복된다.

항생 물질 치료를 받은 간질 환자의 의식 수준이 눈에 띄게 개선되는 사례는 과학적으로 이미 입증된 바 있다. 이를 통해 대다수의 과민성 장 증후군 환자가 경험한 브레인 포그의 원인이 소장 내 세균의 과증식 즉, SIBO 때문임을 알 수 있다.

증식한 세균 수가 간의 해독 능력 범위를 벗어난다는 추측은 어느 정도 타당하다. 실제 임상 현장에서 환자들의 호소를 기초로 세균 이상 증식을 제때 치료하면 브레인 포그 같은 증상이 사라진다.

과민성 장 증후군 환자가 경험하는 머리가 멍하고 흐리멍덩

---

* 세균 감염을 치료하는 데 사용하는 약으로 미생물로 만든다. 즉, 미생물로 다른 미생물을 사멸하는 것이다.

** 방성균을 통해 얻을 수 있는 항생 물질로 소화성 궤양이나 피부 감염 치료 등 광범위하게 쓰였으나 부작용 우려가 있어 사용이 금지됐다.

*** 주위 환경 중에서 특히 자기가 있는 공간, 시간 및 상대하고 있는 사람을 구체적으로 인지하는 능력을 지남력이라 한다. 지남력 장애 환자는 시간, 장소, 방향, 자신에 관한 감각 등을 혼란스러워한다.

해지는 증상은 과도하게 증식한 장내세균이 내독소(LPS)를 발생하기 때문이다. 개인적으로 과민성 장 증후군 환자들이 이 사실을 꼭 기억했으면 한다. 의사들은 브레인 포그 증상을 대수롭지 않게 여기는 경우가 많다. 하지만 장내세균이 생성하는 내독소는 뇌뿐만 아니라 간에도 큰 손상을 준다는 사실이 의학적으로 밝혀졌다. 그만큼 간과 소장의 관계성은 꽤 깊다.

SIBO가 발병하면 소장에서 과도하게 늘어난 세균이 장 점막을 공격해 장 방어벽 기능이 무너진다는 연구 결과도 있다. 장세포 사이사이가 느슨해지는 새는 장(Leaky gut, 장 누수)이 되기 때문인데, 장에서 새어 나온 내독소가 혈액으로 들어간 뒤 간으로 이동하면 비알코올성 지방간(Nonalcoholic steatohepatitis, NASH)이 된다. 이게 심화하면 간경변, 간암 등을 일으킨다고 한다.

참고로 NASH는 술을 마시지 않거나 비만이 아닌(BMI 25 이하) 경우에도 간경변으로 발전하기 쉬운 질환이다. 최근 발병이 급증하고 있으며 미국의 경우 간 이식 대기자 2위가 NASH 환자일 정도다. 내독소는 심근경색이나 협심증을 앓고 있는 환자의 혈액에서 높은 농도를 보인다.

한편 저혈당 증상은 일반적으로 탄수화물을 제한하면 개선된다. 탄수화물은 소장 내 과도하게 증식한 장내세균의 먹이가 되는 물질이다. 특히 특정 탄수화물 종류를 먹으면 장내세균이 당을 발효하면서 증식시켜 세력을 키워나간다. 결국 탄수화물 섭취로 브레인 포그가 심해지는 것이다. 이를 통해 브레인 포그가 장내세균과 관련 있다는 사실을 유추할 수 있다. 현재 브레인 포그와 가장 관련 깊다고 여기는 증상은 SIBO로 인해 발생하는 'D-유산산증(D-Lactic acidosis)'이다. 이 내용은 뒤(185쪽)에서 더 자세히 다뤄볼 예정이다.

앞으로는 이처럼 다양한 증상으로 골머리를 앓는 과민성 장 증후군 환자가 늘어날 것으로 보인다. 환자를 비롯해 의료 관계자가 증상 및 원인에 대해 더 깊이 들여다보고, 이를 해소할 수 있는 방법을 찾는다면 환자들의 불안이 해소되리라 믿는다.

장 상태가 나쁜 사람은
왜 몸 여기저기가 아플까?

섬유 근육통은 전신 통증을 비롯한 여러 증상을 특징으로 한다. 하지만 X-레이 검사로는 눈에 띄는 이상을 찾을 수 없어서 의사의 이해를 받지 못하는 괴로운 질환이기도 하다. 주요 특징은 근육을 감싸는 근막에 구축과 비대가 일어나 광범위한 근육통이 생겨나는 것이다.

근본적인 원인이 아직 밝혀지지 않은 섬유 근육통은 그만큼 진단과 치료가 어렵다. 의학계에서도 섬유 근육통에 관한 견해가 서로 달라서 환자는 더 힘들 수밖에 없다. 설령 환자가 근육통을 호소해도 진단 여부가 의사의 전문성에 따라 크게 좌우되는 게 현실이다. 즉, 혈액 검사에서 전신 홍반 루프스(Systemic lupus erythematosus, SLE)나 관절 류머티즘 등 교원병** 질환을 의심하게 하는 소견을 보이지 않으면 내과 의사는 "다 괜찮습니다" "이상 없습니다"라는 진단을 내릴 가능성이 있다.

섬유 근육통 환자도 "정신적인 문제에 지나지 않는다"라는 진단을 받은 과민성 장 증후군 환자처럼 매우 고통스러운 환경에 처해있다. 둘 중 어느 증상이든 이 환자들은 본인이 겪고 있는 분명한 고통이 절대 정신적인 문제일 리 없다고 확신한다. 하지만 몸으로 체득한 통증이나 아픔이 의학적으로 전혀 인정받지 못해 설 자리를 잃은 기분을 느낀다. 도무지 어찌해야 할지 망연자실한 상태에 놓였다고 볼 수 있다.

같은 환자라도 섬유 근육통 발견에 힘을 쏟고 있는 류머티즘 교원병 전문의에게 진찰을 받는다면 상황은 달라진다. 섬유 근

---

* 근육이나 힘줄이 수축돼 일정한 방향으로 운동할 수 없는 상태.

** 혈관 결합 조직에 문제가 생겨서 발생하는 질환으로 조직 내 세포가 팽창하거나 괴사하는 특징을 보인다. 혈액 검사로는 병원체를 파악할 수 없으며 앞서 밝힌 전신 홍반 루프스, 류머티즘 질환 외에 피부 근염, 결절성 동맥 주위염 등이 있다.

육통 진단 기준에 따라 증상을 검사할 테니 말이다. 신체 근육 영역 내에 존재하는 18개의 압통점이 이 기준에 포함된다. 의사가 손가락으로 누를 때 '압통' 또는 '통증'이 느껴지는 지점이 18곳 중 11개 이상이면서, 통증이 3개월 이상 이어진 상태라면 섬유 근육통으로 진단할 수 있다. 원인은 아직 밝혀지지 않았는데, 면역계 과부하로 보는 의사가 있는가 하면 원래부터 섬유 근육통은 존재하지 않는다는 의사도 있다.

과민성 장 증후군이 진단과 치료가 어려워 소화기 전문의에게 골칫거리로 여겨지듯 섬유 근육통도 마찬가지로 류머티즘 교원병 전문의에게 꽤 성가신 증상이다. 물론 과민성 장 증후군 환자 모두에게 섬유 근육통 증상이 관찰되는 것은 아니다. 하지만 분명한 사실은 현시점에 섬유 근육통에 관한 표준 치료법이 없다는 것, 그런데도 병원을 찾는 SIBO 환자 중 섬유 근육통 진단을 받은 환자가 많다는 것이다. 실제로 섬유 근육통 환자 중 대다수가 과민성 장 증후군을 앓고 있다.

장내세균 증식이
해독 작용을 방해한다

섬유 근육통 환자 다수에게 과민성 장 증후군이 나타난다면

SIBO는 섬유 근육통의 원인일 수 있다. 한 연구에서 섬유 근육통 환자를 대상으로 SIBO 진단을 위한 호기 검사를 진행했다. 소장 내 장내세균이 과도하게 증식하면 세균이 가스를 생성하므로 그 농도로 세균이 과하게 증가한 상황인지 아닌지 즉, SIBO 발생 여부를 확인한 것이다.

과학 전문 학술지에 발표된 연구 결과를 살펴보면 과민성 장 증후군 환자보다 섬유 근육통 환자에게 SIBO 발생 빈도가 훨씬 높았다. SIBO일 때 농도가 상승하는 가스는 크게 두 가지인데 하나는 수소가스, 다른 하나는 메탄가스이다. 섬유 근육통 환자의 경우 호기 검사에서 수소가스 상승 추이를 보인다. 게다가 섬유 근육통을 동반하지 않는 과민성 장 증후군 환자와 비교했을 때 수소 농도가 현저하게 높았다. 이 결과를 통해 우리는 SIBO와 섬유 근육통이 깊이 관계한다는 사실을 알 수 있다.

그렇다면 세균 이상 증식, 특히 수소가스를 발생하는 유형의 증식이 어떤 과정으로 섬유 근육통을 유발하는 것일까? 수소 농도의 상승은 소장 내 세균이 증식해 내독소(엔도톡신)가 증가했다는 의미이다. 내독소는 소장을 통해 혈류로 들어간다. 앞에서 언급했듯 많은 연구에서 혈류 속 내독소가 간에 도달하면 여러 부작용을 낳는다는 사실이 증명됐다. 즉, 내독소는 간에서 해독해야 하지만 세균이 독소를 너무 많이 생성하면 해독 작용 범위를 초과한다. 그러면 혈류를 통해 전신에 독성 물질이 퍼지는 상태 이른바, '독혈증(내독소 혈증)'에 빠질 수 있다.

그리고 독혈증 정도가 특정 수치에 도달하면 통증이 발생한다는 사실도 알아냈다. 통증을 느끼는 범위도 꽤 넓었다. 실험용 쥐의 피부에 내독소를 주입하면 바늘이 닿은 부분뿐 아니라 전신에서 통증을 느낀다는 연구 결과가 이를 증명했다.

만약 내독소가 섬유 근육통의 주된 원인이라면 내독소 감소로 섬유 근육통이 완화될 것이다. 이 가설의 연구 결과는 어떨까? 섬유 근육통 환자의 세균 이상 증식이 완화되면 정말로 광범위한 통증이 완화될 수 있을까? 이 역시 연구를 통해 입증됐다. 몸의 통증 정도와 호기 검사의 수소 농도에 상관관계가 성립한다는 사실을 확인한 것이다.

1999년 미국 류머티즘 학회에서 발표한 무작위 이중 맹검법*(Randomized double-blind study) 시험에 관한 보고이다. 연구자들은 섬유 근육통 환자에게 항생 물질인 네오마이신을 복용하게 했다. SIBO가 개선돼 호기 검사에서 정상 진단을 받은 섬유 근육통 환자의 데이터를 분석해보니 섬유 근육통 증상이 나아졌

---

* 약 효과를 검증하기 위한 실험으로 환자와 의사 모두 치료용 약과 플라시보 약(심리적 효과만을 지닌 약)을 구별하지 못한 채 복용케 한다. 조제한 제3자만이 약효를 객관적으로 판단할 수 있다.

다는 결과를 얻었다. 환자들의 압통점 수가 눈에 띄게 줄어든 사실을 증거로 들었다. 그로 인해 의학계는 섬유 근육통 사례에서 SIBO 합병증을 의심해야 한다고 여기게 됐다.

생리통이나 자궁 내막증 등 부인과 질환에도 영향을?

복통은 과민성 장 증후군 증상 중 하나이지만 동시에 복강이나 골반강 내에서 일어나는 부인과 질환에도 관찰되는 흔한 증상이다. 여성은 골반통으로 부인과를 찾는 사례가 종종 있다. 만성 골반통은 3~6개월 이상 통증이 지속하며 임신과 관련이 없다고 판단한다. 사전적 정의는 '골반 영역에 나타나며 생활에 지장을 초래해 치료가 필요한 통증'이다. 기질적 질환, 기능적 질환, 정신적 요인이 다양하게 섞여 있는 경우가 많아서 진단과 치료 과정이 만만치 않다.

일본에는 만성 골반통 진단과 치료에 관한 지침이 없어서 다른 나라의 사례와 지도를 참고할 수밖에 없다. 만성 골반통의 원인은 크게 두 가지로 나뉜다. 하나는 자궁 내막증처럼 눈에 보이는 기질적 질환인 경우이고, 다른 하나는 과민성 장 증후군처럼 검사 수치만으로는 어떤 이상도 발견할 수 없는 기능성 골반통인 상황이다.

과민성 장 증후군을 지닌 여성 비율은 6명 중 1명꼴이다. 그만큼 부인과 의사는 부인과 질환과 과민성 장 증후군을 함께 앓고 있는 여성 환자들을 많이 만난다. 즉, 과민성 장 증후군의 대표적인 합병증이 골반통 등의 부인과 질환인 셈이다. 한 예로 골반통 증후군을 앓는 여성이 원활히 대소변을 보면 증상이 완화되는 경우가 꽤 있다.

여성이 부인과를 찾는 계기인 골반통이 과연 부인과 질환 때문일까? 사실은 장에 문제가 생긴 것은 아닐까? 이 순서에 관한 의문은 매우 중요한 임상적 주제이다. 만약 과민성 장 증후군으로 복통을 겪고 있는 한 여성 환자가 '부인과 질환 때문에 배가 아픈 걸까?'라고 생각해 병원에 갔다고 가정해보자. 부인과 의사와 환자는 모두 신중할 필요가 있다. 자칫 증상의 원인을 오해하면 부적절한 치료나 잘못된 수술을 받게 될 수도 있기 때문이다. 실제로 미국에서는 자궁 적출술의 10~12%가 만성 골반통 치료를 목적으로 하고 복강경 검사*의 15~35%가 만성 골반통 진단을 위해 이뤄진다.

여성은 하복부 통증이 있는 경우 주로 부인과를 찾는다. 하지만 만성 골반통이 반드시 부인과 질환 때문에 일어난다고 단언할 수는 없다. 물론 골반통이 자궁 내막증이나 복강 내 유착 또는 골반 내 울혈 등으로 생기기도 하지만, 과민성 장 증후군 같은 소화기 질환이나 간질성 방광염 같은 비뇨기과 질환 때문일 수도 있다.

실제로 많은 의사가 과민성 장 증후군 환자를 부인과 증상으로 오진한다. 부인과적 통증은 자궁 내막증, 난소낭종, 골반 내 염증성 질환 그밖에 각종 부인과 질환에서 원인을 찾는다. 따라서 환자는 수술과 같은 침습적인 치료를 받게 된다. 하지만 통증의 원인인 과민성 장 증후군이 완화되지 않았기 때문에 부인과 진료 및 치료 후에도 환자의 복통은 사라지지 않는다. 쓸데없이 효과도 없는 치료를 받은 셈이다.

복통을 지닌 여성과 그 주치의는 부인과 증상과 과민성 장 증후군 증상이 매우 비슷하다는 사실을 제대로 이해해야 한다. 차이를 제대로 이해하려면 가장 먼저 지금까지 환자가 겪은 장 증

---

* 내시경 기기의 일종인 복강경(腹腔鏡; 배 안을 들여다보는 카메라의 일종)으로 배 안의 내용물 및 장기를 검사하는 방법이다.

상을 의사에게 효과적으로 전달해야 한다. 골반통이 혈변이나 변비 등 장 증상과 함께 왔다면 통증의 원인은 실제로 장에 있으며, 이럴 때는 과민성 장 증후군을 의심하는 게 현명하다.

특히 통증이 원활한 배변 활동으로 나아진다면 더욱이 과민성 장 증후군일 가능성이 크다. 물론 과민성 장 증후군과 자궁내막증 둘 다 매우 일반적인 질환이므로 양쪽 질환이 다 발견될 가능성을 배제할 수는 없다.

여성에게 복통이 더 잦은 이유

과민성 장 증후군에 영향을 주거나 과민성 장 증후군의 영향을 받을 수 있는 부인과 문제는 두 가지 정도이다. 먼저 경구 피임약을 사용할 경우 과민성 장 증후군 증상에 영향을 미친다. 경구 피임약은 여성 호르몬 농도 특히, 프로게스테론 농도를 변화시키므로 이 과정이 소화관 운동 기능에 영향을 줄 수 있다. 다음은 생리 주기와 관계가 있다. 장 통증으로 평소에 고통받아온 과민성 장 증후군 여성 환자 중에는 생리 전에 복통이 훨씬 심해지는 사람이 많은데, 이는 여성의 생리 주기가 복통 여부를 결정짓기 때문이다.

여성 호르몬 중 에스트로겐의 분비는 다양한 통증을 완화한다. 특히 여성에게 나타나는 복통과 같은 통증을 비교적 약화시킨다. 그러므로 에스트로겐 분비가 가장 낮은 황체기 후반부터 생리가 시작한 초반부에 장 통증을 느끼기 쉽다.

원래 여성이 남성보다 위장 통증에 훨씬 민감하다. 위장 통증은 뇌 중에서도 전측 대상회(Anterior cingulate)와 섬피질(Insular cortex) 같은 장소에서 느끼는데, 이 활동성이 남성보다 여성이 더 높은 탓에 여성에게 더 자주 복통이 발생하는 것이다. 이는 여성이 과민성 장 증후군을 앓기 쉽다는 의미이기도 하다. 게다가 여성은 소화관 운동의 수축과 진폭이 약해서 음식물의 이동 시간이 길어지므로 변비가 많다.

장내 세균총 연구 결과를 통해 알게 된 새로운 사실도 있다. 일본인 장내세균의 특징은 남녀 성별에 따라 매우 큰 차이를 보이는데, 이게 남녀의 복통 여부에도 영향을 미치는 것으로 추정된다. 다만 변비형 과민성 장 증후군을 앓는 여성의 일부는 생리 중이나 생리 전에 오히려 증상이 나아졌다. 생리 주기가 과민성 장 증후군 증상에 영향을 준다는 사실은 밝혀졌지만, 생리 주기와 복통 강도의 관계성은 개인차가 크고 불규칙했다.

크론병도 이와 비슷하다. 크론병은 장을 중심으로 소화관 질환을 앓는 것을 의미하는데, 여성 환자 중 3분의 1은 임신 중에 증상이 악화한다. 다른 3분의 1은 오히려 증상이 개선됐고 남은 3분의 1은 증상에 큰 변화를 보이지 않았다고 보고됐다. 현시점에서 생리 중이나 생리 전 과민성 장 증후군 증상이 왜 심해지거나 약해지는지를 정확히 알 수는 없다. 하지만 의학계가 꾸준히 해결해가야 할 연구 과제임이 틀림없다. 분명한 것은 생리 주기와 관련된 호르몬 변동으로 과민성 장 증후군이 순간 완화돼도 세균 이상 증식을 앓고 있는 한 완전 치유는 불가능하다는 사실이다.

섬유 근육통과 마찬가지로 '방광의 통증' 이른바 '간질성 방광염'도 원인이 분명치 않아 의사들을 곤란하게 한다. 특히 비뇨기과 의사를 많이 괴롭힌다. 간질성 방광염은 방광의 염증이나 방광의 과민함이 원인이라고 알려졌다. 대표적인 간질성 방광염 증상은 배뇨 통증과 배뇨 곤란이다. 방광경 검사**를 해보면 방광 내막 안쪽에 아주 미세한 면역 항진이 관찰된다. 과민성 장 증후군 환자 중 대다수가 간질성 방광염으로 진단받는 만큼 이 두 질환은 겹치는 특징이 꽤 많다.

---

* 입에서 항문 사이의 위장관(소화관) 중 어느 부위에서든 쉽게 염증이 발생하는 장 질환이다.

** 요도로 내시경을 넣어 방광 내부를 관찰하는 비뇨기과 검사 방법이다. 면역 항진인 경우 염증, 결석 등이 발견되고 혈뇨가 생기기도 한다.

SIBO와 간질성 방광염의 상관관계를 의심할만한 흥미로운 연구가 있다. 연구자들은 소장의 연동 운동(장이 파도치듯 움직여 음식물을 이동시키는 운동)이 요의에 따라 함께 작동한다는 사실을 알아냈다. 24시간 소장의 연동 운동을 관찰한 이 연구에서 80~90%의 환자가 배뇨 직전에 이 기능이 활성화됐다. 이는 소장의 연동 운동을 활성화하는 생리 기전이 방광 기능에도 적용된다는 것을 증명한다. 연동 운동 기전의 기능 장애가 방광 기능 장애와 관계가 있으리라 짐작되는 대목이다.

앞으로 연구를 통해 둘의 관계성을 검증할 수 있다면 간질성 방광염과 과민성 장 증후군, SIBO의 인과 관계를 보다 명확히 입증할 수 있을 것이다. 나아가 과민성 장 증후군과 간질성 방광염을 함께 두고 살펴보다 보면 새로운 치료법이 발견될지도 모른다.

지금까지 소개한 다양한 질병들은 언뜻 장과 크게 관계가 없어 보인다. 하지만 우리 몸에서 나타나는 여러 질병 및 질환의 원인이 장에 존재하고 있음이 밝혀졌다. 몸 상태가 나빠지는 배경에는 언제나 장내세균의 폭주(SIBO)가 있다. 다음 장에서는 장내세균 자체에 대해 더 자세히 들여다보기로 하자.

장내세균에
지배당하는 사람들

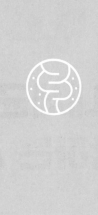

가장 오래된 생명체,
인간의 장에 자리 잡다

장내세균의 역사는 지구 탄생 무렵으로 거슬러 올라간다. 세균은 지구상에서 가장 오래된 생명체 중 하나로 42억 년 전에 탄생했다. 당시 지구는 산소가 거의 없는 상태였고, 세균은 그 무산소 세계에 생존했다. 지구상에 산소가 발행한 이후 산소를 싫어하는 세균은 다시 산소가 없는 환경을 찾아 살게 된다.

사람의 대장 속도 산소가 거의 없다. 그래서인지 현재 알려진 장내세균 대부분이 대장에 서식하고 있다. 장이라는 '최고의 터전'을 찾아낸 장내세균은 대장에서 인간과 길고 긴 여행을 시작했던 것이다.

원래 장을 비롯한 소화관은 체내에서 가장 먼저 발달한 기관계이다. 진화생물 역사상 가장 오래된 기관이 소화관이기 때문이다. 무려 뇌보다 먼저 존재했다. 한 예로 곤충은 소화관이 꽤 발달해있는 것에 비해 신장이나 뇌는 존재하지 않는다. 어떤 동물이든 마찬가지다. 종류를 막론하고 반드시 소화관을 가지고 있다.

지구상에 존재하는 생물 전체 역사를 진화생물학 관점으로 살펴보면 뇌, 그중에서도 대화, 언어, 추론 등 고등 신경 활동을 담당하는 전두엽은 가장 최근에 진화했다. 그에 비해 소화관은 발달 역사가 깊고 그만큼 복잡한 기관계다. 놀랍게도 장은 그 자체가 독립적으로 기능할 수 있을 정도로 광범위한 신경망을 갖추고 있다. 실제로 뇌와 연결된 신경을 모두 제거한다 해도 소화관은 독립적인 기능이 가능하다.

전형적인 예로 '미주신경 절단술'을 들 수 있다. 뇌와 장의 연결을 끊는 수술인데, 운동 기능과 감각 기능을 담당하는 미주신경을 절제하는 것이다. 꽤 오래 전 난치성 소화성 위궤양 환자의 미주신경 절단술을 집도한 적이 있다. 위산을 억제하는 데 효과적인 약이 없던 당시에는 뇌에서 위로 위산을 분비하도록 명령하는 미주신경을 절단하는 게 소화성 위궤양을 치료하는 유일한 방법이었다.

절단 수술 후 미주신경의 활동이 멈췄어도 소화관은 독립적으로 제 기능을 했다. 즉, 장은 뇌에서 명령을 받지 않아도 자생 활동이 가능했던 것이다. 이처럼 장내세균은 인간의 근간이라 할 수 있는 '장'에 꿋꿋하게 생존 거점을 마련했다.

장내세균이 통제하는 인간의 심리

살아남기 위해 장을 터전으로 삼은 장내세균은 인간의 심리까지도 통제해왔다. 지금부터 장내세균이 인간의 정신 상태와 어떤 관계가 있는지 알아보자.

뇌가 위장 등 소화관에 영향을 준다는 사실은 수많은 연구 결과로 충분히 알려졌다. 가령 기분 변화는 위액 분비에 영향을 미친다. 누구나 한 번쯤 겪어봤을 스트레스로 인한 소화 불량, 식욕 부진 등이 이에 해당한다.

그러나 최근 연구에서는 이와 정반대로 장내세균이 뇌에 영향을 준다고 발표했다. 손상을 입어 혼란에 빠진 장내세균이 뇌에 강한 스트레스를 줘서 정신적 균형을 무너뜨린다는 것이다. 이로써 뇌와 장이 서로 영향을 주고받는 '쌍방향 관계'임을 확인할 수 있다.

실제로 어떤 종류의 자폐증(대화 능력에 지장을 초래하는 정신 질환의 일종)은 장내세균의 불균형 즉, 디스바이오시스(Dysbiosis)와 관련이 깊다. 이 질환은 의학적 효과를 기대하고 섭취하는 유산균의 일종인 프로바이오틱스(Probiotics)로 치료할 수 있다. 반대로 특정 약을 실험용 쥐에 주사하면 자폐증과 상태가 같은 쥐를 만들 수 있다. 이 자폐증 모델 실험용 쥐는 현재 장내세균이 교란된 상태이다. 실험용 쥐가 낳은 새끼도 어미와 마찬가지로 자폐증 증상을 보이는데, 유산균 등 프로바이오틱스를 투여하면 증상이 개선되는 것을 확인할 수 있다.

이로써 자폐증과 장내세균 이상이 관련 깊다는 사실이 밝혀졌다. 이후 자폐증 모델 실험용 쥐를 더 조사하며 장 세포 사이사이로 바이러스나 세균이 만든 독소가 침입 가능하다는 사실도 알아냈다. 병원체가 간단히 체내로 침입할 수 있는 것이다. 의학적으로는 장 점막에 존재하는 '투과성 항진' 즉, 장 방어벽 기능이 파괴된 상태를 의미한다.

장내세균이 만들어내는 '4-에틸페닐설페이트(4-Ethylphenylsulfate, 4-EPS)'라는 독소가 있다. 자폐증 쥐 혈중에는 정상 쥐의 무려 80배에 달하는 4-EPS가 들어있다. 정상 쥐라도 이 4-EPS를 주사하면 대화 능력이 떨어진다. 쥐뿐 아니라 자폐증 환자에게서도 혈중 4-EPS의 증가를 확인할 수 있다. 자폐증으로 나타나는 대화 능력 장애가 장내세균과 관련 깊다는 사실을 강하게 뒷받침하는 실험이다.

또 다른 실험을 살펴보자. 실험용 쥐를 꼼짝 못 하게 묶어두면 스트레스를 받은 쥐는 스트레스 호르몬을 분비한다. 그러나 사전에 실험용 쥐에게 유익균인 프로바이오틱스를 투여해두면 스트레스 호르몬 분비가 줄어든다. 즉, 몸에 유익한 균을 섭취해 장내 환경을 잘 가꿔놓으면 스트레스에 내성이 생긴다는 뜻이다. 요즘 들어 '화를 참지 못하는 아이' 문제가 종종 거론된다. 이런 경우 장내 환경 즉, 장내세균을 잘 관리하면 화를 참지 못하는 성격을 어느 정도 다스릴 수 있다. 말 그대로 장내세균에 의한 '심리 통제(Mind Control)'인 것이다.

장내세균은 뇌 발달에도 관여한다. 뇌 해마 등에 존재하는 뇌 유래 신경영양인자(Brain-derived neurotrophic factor, BDNF)가 신경세포를 활성화하고 증식을 촉진한다. 이 과정은 기억력과 관련이 깊다. 실험에 의하면 쥐의 장내세균을 없애면 BDNF가 분비되지 않는다. 뇌 해마 근처에 공포나 불안, 화와 같은 격동적인 감정을 담당하는 '편도체'가 있는데, 장내세균이 없으면 편도체에서 BDNF가 분비되지 않아 기억력 저하, 무감동·무감정 상태에 빠질 위험이 있다.

소장은 원래
격렬하고 빠르게 움직인다

장내세균 폭주로 생긴 스트레스나 정신적인 문제는 그 자체로 소장의 움직임을 둔화시키는 등 악순환을 낳는다. 그렇다면 왜 소장의 움직임이 나빠질까? 스트레스를 받으면 뇌의 시상하부는 스트레스 호르몬인 부신피질 자극호르몬 분비호르몬 (Corticotropin-releasing hormone, CRH)을 분비하는데, 이 CRH가 장에 전달되면 장의 연동 운동이 억제된다. 연동 운동이 느려지면 소장 점막에 장내세균이 달라붙어 균총을 형성하고 세균이 증식하기 좋은 환경이 만들어진다.

소장은 원래 격렬하고 빠르게 움직인다. 때문에 소장에는 세균이 정착하지 못하고 증식도 많이 할 수 없다. 게다가 영양분 흡수 역할을 담당하는 소장에 세균이 너무 많이 증식하면 인체에 필요한 영양분을 세균에게 빼앗기는 상황이 발생한다. 그래서 대장에 비해 소장의 세균 수가 월등히 적은 것이다. 인체는 소장 내에 세균이 많이 존재할 수 없도록 끊임없이 제어한다. 빠르고 격렬한 소장의 연동 운동은 말 그대로 인체의 방어 기전인 것이다.

그러나 장내세균 균형이 깨지면 스트레스를 받은 뇌는 CRH를 분비하고 소장의 움직임은 둔해진다. 소장의 연동 운동이 느려지면 장내세균이 균총을 이루기 쉬워 결국 세균이 과하게 증식한다. 이는 인체 내에서 자가 복제를 통해 조금이라도 스스로의 DNA를 늘리고 증식하려는 장내세균의 이기적인 행동이다. 장내세균은 자기 멋대로 장의 움직임을 억제할 수 있다. 이런 특징은 소장내 세균 과잉 증식 즉, SIBO를 일으키는 원인이다. SIBO에 관해서는 뒷장에서 더 자세히 설명하겠다.

인체 장내세균, 지도로 그려보자

이 책을 손에 쥔 당신은 아마도 장내세균에 대해 더 자세히 알고 싶은 상황일 것이다. 일본인의 장내 플로라(장내 세균총)는 어떻게 돼있고, 세계 각지 사람들의 장내세균과 비교했을 때 어떤 특징이 있는지 알아보자.

간단히 '장내세균'이라 말하면 너무 막연하고 그렇다고 구체적인 장내세균의 명칭을 낱낱이 밝히자니 쉽게 이해될 리 만무하다. 장내세균을 제대로 알기 위해서는 먼저 머릿속에 전체 그림을 그릴 수 있어야 한다. 그래서 먼저 '인체 장내세균 지도'를 펼쳐보려 한다.

인체 장내세균 지도

장내세균은 대개 6개의 문으로 분류한다.

인간의 장내세균 대부분은
4개의 문에 속한다.
박테로이데테스
후벽균문
프로테오박테리아문
방선균문
이중에서 의간균문과 후벽
균문이 90%를 차지한다.

박테로이데테스
Bacteroidetes

비만하면 감소하는 균(해외에서는 '날씬균'이라 부름)

porphyromonas gingivalis
prevotella denticola
Bacteroides fragilis
Bacteroides caccae
Bacteroides eggerthii
Bacteroides vulgatus
Bacteroides uniformis

후벽균문
Firmicutes

비만하면 증가하는 균(해외에서는 '뚱보균'이라 부름)

Enterococcus faecalis
Enterococcus duraris
Enterococcus faecium
Staphylococcus epidermidis
Staphylococcus aureus

락토바실러스(유산균) / 당뇨병 환자에게 많은 균

Lactobacillus reuteri(락토바실러스 루테리)
Lactobacillus fermentum
Lactobacillus plantarum
Lactobacillus casei(카제이)
Lactobacillus johnsonii
Lactobacillus intestinalis
Lactobacillus gasseri(가세리)
Lactobacillus acidophilus

Lactococcus lactis
Streptococcus infantarius
Streptococcus thermophilus
Streptococcus mitis
Streptococcus anginosus

Selenomonas infelix
Selenomonas ruminantium
Mitsuokella jalaudinii
Veillonella dispar
Megasphaera micronuciformis
Megasphaera elsdenii

장내

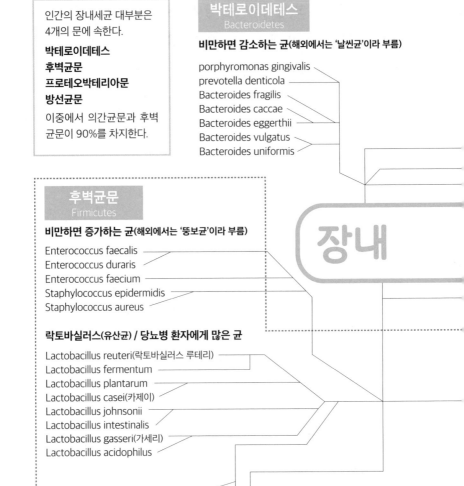

프로테오박테리아문
Proteobacteria

SIBO 질환으로 증가하는 균

Klebsiella pneumoniae
Enterobacter cloacae
Escherichia coli(대장균)
Pseudomonas marginalis

푸소박테리움문
Fusobacteria

Fusobacterium varium
Fusobacterium nucleatum
(푸소박테리움 뉴클레아툼) 대장암으로 증가하는 균

우미균문
Verrucomicrobia

Akkermansia muciniphia
(아커만시아 뮤시니필라) 차세대 유익균

방선균문
Actinobacteria

Atopobium parvulum
Eggerthella lenta
Collinsella aerofaciens

비피더스균(비피도박테리움)

Bifidobacterium dentium
Bifidobacterium adolescentis
Bifidobacterium breve
Bifidobacterium bifidum
Bifidobacterium longum

세균

당뇨병으로 감소하는 균

Clostridium coccoides
(클로스트리디움 코코이데스)
Ruminococcus obeum
Roseburia cecicola(로세부리아)
Eubacterium rectale(에우박테리움)

XIVa

Ruminococcus bromii
Clostridium leptum
(클로스트리디움 렙툼)

IV

Clostridium perfringens
Clostridium butyricum
Clostridium difficile
Clostridium bifermentans

면역력을 높여주는 균
(제어성 T 세포 증가를 유도)

클로스트리디움 코코이데스와 클로스트리디움 렙툼은 후벽균문을 대표하는 세균인데, 일본인 당뇨병 환자의 장에서는 오히려 적게 관찰됐다.
해외에서는 비만한 사람에게 후벽균문 세균이 많고, 마른 사람에게는 박테로이데테스균이 많다고 보고하고 있지만, 일본인의 장내세균은 반대였다.

대표적인 장내세균의 문·속·종이다. 해외에서는 비만인 경우 F/B 비율*이 상승한다고 보고했지만, '뚱보균·날씬균 이론'은 일본인에게 들어맞지 않았다. 반대로 당뇨병 환자에게서 오히려 '뚱보균'인 후벽균문의 세균이 감소하는 것으로 밝혀졌다.

---

* 비만과 관련 깊은 후벽균문(퍼미큐테스, Firmicutes)과 의간균문(박테로이데테스, Bacteroidetes) 세균의 비율을 뜻하는 것으로, 비율이 높을수록 비만이 되기 쉬운 것으로 알려져 있다.

- 박테로이데테스(Bacteroidetes)

- 후벽균문(퍼미큐테스, Firmicutes)

- 프로테오박테리아문(Proteobacteria)

- 방선균문(악티노박테리아, Actinobacteria)

'인체 장내세균 지도'를 보면 우리 몸속 장내세균은 거의 위의 4개 그룹으로 분류할 수 있다. 특히 의간균문(박테로이데테스)과 후벽문균에 대부분의 세균이 포함돼있다. 널리 알려진 대장균(프로테오박테리아문)이나 비피더스균(방선균문) 등은 수적인 면에서 상당히 소수에 해당한다는 사실을 알 수 있다.

장내세균으로 예측하는
질병 여부

지금까지 장내세균이 인간의 심리를 어떻게 통제하는지 살펴봤다. 그런데 거기에 그치지 않고 장내세균이 인간의 에너지 대사를 통제해 질병을 유발한다는 의견도 종종 들려온다. 여기 아주흥미로운 연구가 하나 있다. 2013년, 저명한 과학 학술지 〈네이처(Nature)〉가 발표한 논문이다.

당뇨병 발병 전, 다시 말해 혈당 수치가 정상인 사람들의 변을 보존해두고 5년 후에 당뇨병에 걸린 사람과 그렇지 않은 사람의 장내세균을 비교한 연구이다. 그 결과 당뇨병에 걸린 사람의 장 속에 당뇨병이 발생하기 5년 전부터 이미 '특정 세균'이 증가하고 있었다는 사실을 알 수 있다. 이는 과식이 당뇨병을 유발하고 장내세균 종류를 바꾸는 게 아니라 '특정 장내세균을 가지고 있어서 당뇨병에 걸렸다' 혹은 '특정 세균이 당뇨병을 유발한다'는 추측이 가능하다는 뜻이다. 또 다른 말로는 장내세균을 통해 당뇨병의 발병 여부를 예측할 수 있다는 의미이기도 하다.

놀랍게도 그 특정 장내세균은 '유산균'의 일종이었다. 특정 유산균을 장내에 지닌 사람은 당뇨병에 걸리기 쉽다. 원활한 대사를 막고 혈당치를 높이는 장내세균이 존재한다는 것이다. 게다가 이는 일본인, 중국인, 영국인 할 것 없이 동일한 결과를 도출해 민족 차가 아니라는 사실도 입증됐다.

최근 분변으로 장내세균을 조사하는 장내 세균총 검사를 하는 병원이 늘고 있다. 하지만 당뇨병 환자의 장 속에서 유산균이 증가한다는 사실을 알지 못하는 의사도 허다하다. 그래서 환자가 "선생님 유산균은 유익균 아닌가요? 저는 당뇨병 때문에 배가 늘 아프고 몸도 엉망진창인데, 왜 유산균이 많이 있을까요?"라고 의사에게 물어도 고개를 갸우뚱하며 횡설수설하는 경우도 많다. 일반적으로 몸에 좋다고 여겨지는 유산균 종류가 당뇨병 환자 몸속에서 증식한다는 사실도 흥미롭지만, 장내세균에 관한 지식이 의외로 상식 밖인 경우가 많다는 사실에 주목했으면 한다.

장내세균이
암이나 동맥경화를 부른다고?

미국의 지미 카터 전 대통령이 악성 흑색종(Malignant melanoma) 이라는 암에 걸렸다고 발표했을 때의 이야기다. 간암 수술 중 흑색종이 발견됐는데, 이후 다발성 뇌 전이가 일어나 결국 시한부 3개월 진단을 받았다. 그러나 수개월 후 어떤 치료를 통해 일부 암세포가 소멸했다고 발표했고, 다른 치료를 받지 않아도 될 만큼 상태가 호전돼 트럼프 대통령 취임식에도 참석했다.

카터 전 대통령이 받은 암 치료는 면역 요법이었다. 면역 요법 중에서도 면역관문 억제제(Immune checkpoint inhibitor, 성분명: 니볼루맙Nivolumab / 상품명: 옵디보OPDIVO)라 불리는 새로운 암 치료제를 복용했다. 이 약을 개발한 이는 2018년 노벨의학·생리학상을 수상한 일본인 혼조 다스쿠 박사다.

옵디보의 효과 여부를 결정짓는 요소는 환자 장 속에 있는 아커만시아 뮤시니필라(Akkermansia muciniphila)라는 장내세균으로 알려져 있다. '인체 장내세균 지도'의 오른쪽 위에 위치하는 균으로 이 세균이 장내에 없는 환자는 옵디보의 효과를 기대하기 어렵다.

카터 전 대통령을 구한 것은 차세대 유익균으로 알려진 아커만시아 뮤시니필라였다. 지금까지 '유익균'이라 하면 대개 유산균이나 비피더스균을 떠올렸지만, 최근 들어 아커만시아 뮤시니필라가 크게 주목받고 있다. 항암 외에도 장 방어벽 기능을 높여 비만을 방지하는 데 효과적이다. 이 균을 늘리기 좋은 식품으로 차의 카테킨(Catechin), 포도와 크랜베리의 폴리페놀(Polyphenols) 등을 꼽는다.

또한 대장암 환자의 장 속에서 증가하는 장내세균도 있다. 바로 푸소박테리움 뉴클레아툼(Fusobacterium nucleatum)이다. 이 균은 입속에 존재하며 입 냄새의 원인이 되는 세균으로 치주 질환을 유발한다. 입이나 혈액을 통해 대장으로 들어가 장내 세균총에 영향을 미치는 것으로 알려졌다. 대장암 환자에게 있어서는 위암의 헬리코박터 파일로리*와 같은 존재인 것이다.

식도암 조직에서 푸소박테리움 DNA가 양성 반응을 일으킨 환자는 예후가 더 나빴던 경우도 있다. 푸소박테리움 DNA는 췌장암 조직에서 관찰되기도 하는데, 지금까지 무균 상태라고 믿어왔던 췌장암 조직에서 배양하기 어려운 미생물인 푸소박테리움이 검출됐다는 사실이 흥미롭다. 푸소박테리움 양성인 췌장암 환자 역시 예후가 좋지 않았던 사례로 꼽힌다.

---

* 오스트레일리아의 병리학자 로빈 워런(J. Robin Warren)과 의사 배리 마셜(Barry James Marshall)이 1983년에 최초 보고한 장내세균으로 강한 산성 환경인 위 내부에서 발견됐다. 이 균은 위벽을 손상시켜 위염, 위궤양, 십이지장궤양 등을 유발하고 위암 발병률을 높인다.

그 외에도 충치로 이가 빠진 사람이 위암에 걸릴 위험은 약 2배 높으며 식도암에 걸릴 위험은 약 1.46배라고 한다. 충치에서 자주 발견되는 세균이 췌장암과 식도암의 발병 위험을 높인다는 보고도 있다.

구강 내 세균은 장내세균의 1만분의 1 정도로 극히 적은 양이지만 매일 1,500억 개의 구강 내 세균이 몸속으로 들어가 몸 전체에 영향을 준다. 특히 '용서할 수 없는 세균'으로 일컬어지는 포르피로모나스 긴기발리스(Porphyromonas gingivalis)는 치주 질환을 유발하는 균으로 장 점막을 공격해 새게 하고, 장 염증을 악화해 면역력을 떨어뜨린다. 말 그대로 우리 몸 전체가 세균의 통제를 받고 있는 것이다.

현대인의 치아 건강은
매우 나쁨 상태

이처럼 구강 내 세균은 인간의 건강을 좌우한다. 고대에서 현대로 넘어오면서 구강 내 세균 종류도 크게 달라졌다. 네안데르탈인**의 치구(치석) 표본에서 DNA를 채취해 구강 내 세균총을 해석한 내용이 〈네이처〉에 실렸다. 네안데르탈인은 세균 독소인 내독소(Endotoxin)가 발생하기 쉬운 그람 음성균***이 적었지만 현대인은 이 부류의 균이 급증하고 있다.

사실 문명화된 현대인의 구강 내 세균총은 상황이 그리 좋지 않다. 현대인의 입속은 이를 닦지 않으면 곤란할 정도로 상태가 심각하다. 63쪽의 사진을 참고하자. 문명화된 주민일수록 치아 상태가 고르지 않다. 그 원인을 식생활의 변화에서 찾을 수 있다.

고기를 먹으면 동맥경화 증상이 나타난다는 논문도 수년 전부터 화제다. 붉은 고기(소고기, 돼지고기)나 달걀에 함유된 콜린을 섭취하면 장내세균이 콜린과 작용해 트리메틸아민-N-옥사이드 (Trimethylamine N-oxide, TMAO)를 생성하는데, 이 물질이 동맥경화를 촉진하고 나아가 심근경색을 일으킨다는 것이다.

하지만 심화 연구를 통한 결과는 조금 달랐다. 같은 콜린 함유 식품을 섭취해도 누군가는 TMAO가 생성되지 않았고, 어떤 이는 TMAO가 과도하게 생성돼 동맥경화를 일으키기 쉬운 상태가 됐다. 이는 각자가 지닌 장내세균의 차이로 나타난 결과였다. 항암제의 효과 여부도 혈관의 노화(동맥경화)도 세균에 의해 전혀 다른 결과를 내는 것이다.

** 인류 진화 3단계에 해당하는 현생인류 인종으로 13만 5천 년 전에 진화, 5만여 년 전에 사라진 것으로 추정된다. 화석은 독일 북부~지중해 연안, 영국~우주베키스탄 등으로 광범위하게 분포·발견됐다.

*** 그람 염색법으로 염색되지 않는 세균. 살모넬라균, 대장균, 콜레라균, 페스트균, 뇌수막염균 등이 여기 속하며 계면 활성제, 강한 열 등으로도 사멸이 쉽지 않다.

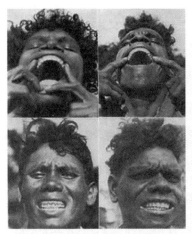

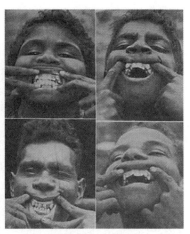

호주 선주민으로 문명 이전의 독립 집단　　　문명화된 호주 선주민 집단

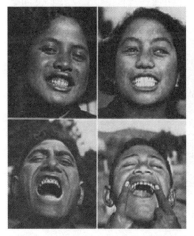

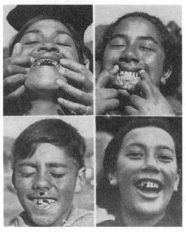

뉴질랜드 선주민으로 문명 이전의 독립 집단　　　문명화된 뉴질랜드 선주민 집단

출처 |《식생활과 신체의 퇴화(食生活と身体の退化)》※, 웨스턴 프라이스 지음, 가타야마 쓰네오·고시카이 옮김, 고시카이 펴냄, 2010년(국내 미출간)

※ Weston A. Price, 《Nutrition and Physical Degeneration》(8th Edition), Price-Pottenger Nutrition Foundation, 2009.

몇 년 전만 해도 세균은 감염병의 주원인으로 취급됐다. 콜레라, 페스트 등의 균이 낳은 질병, 인간의 몸을 해치는 원흉 같은 존재로 여겨진 것이다. 반면 병원성이 없는 세균과 건강한 장을 가진 인간의 관계에 대해서는 그다지 알려진 바가 없다.

그러나 장내세균의 특징을 해석하는 유전자 기술이 빠르게 발전하면서 장내세균이 인간의 건강 유지에 얼마나 중요한 역할을 하고 있는지 알게 됐다. 먼저 장내에는 약 100조 개의 장내세균이 살고 있다. 한 사람의 몸속에 지닌 장내세균의 무게는 무려 1~2kg이나 된다.

우리 몸은 약 60조 개의 세포로 이뤄져 있는데, 그에 비하면 장내세균은 약 2배 정도로 많으며 몸속 세포 수를 능가한다. 그렇다면 유전자 수는 어떨까? 장내세균이 지닌 유전자 수는 족히 100만 개로 인간이 지난 유전자 수 2만 3,000개보다 월등히 많다.

이처럼 장내세균은 인체에서 매우 큰 부분을 차지하는 분신 같은 존재다. 그러니 '또 하나의 장기'라 부르는 것도 무리는 아니다. 눈에 보이지 않아서 몰랐을 뿐 숫자로만 판단하면 장내세균을 인간의 숙주라고 말할 수도 있을 것 같다. 마치 인간이 세균 바다 위에 둥둥 떠 있는 모양새다.

장내세균 종류,
많으면 많을수록 좋다

인간이 먹은 음식물 속 영양소는 소장에서 대부분 소화·흡수된다. 음식물이 장 속으로 들어오면 인간의 소장 세포와 장 속 장내세균은 서로 먼저 영양분을 차지하기 위해 경쟁한다. 장내세균은 지금껏 생존을 위해 인간의 흡수 시스템과 싸워온 셈이다. 인간도 마찬가지다. 장내세균에게 영양분을 빼앗기지 않기 위해 고군분투하다 보니 자연스럽게 장내세균보다 먼저 영양분을 흡수하는 분자 메커니즘으로 발달했다.

긴 시간 동안 공존하며 장내세균과 인체 다른 세포는 차츰 타협을 한다. 서로 이익을 주는 방향으로 진화하게 된 것이다. 장내세균은 원래 자기 편의대로 인간을 통제하곤 했다. 그러나 애초에 인간이 죽으면 장내세균도 살아남을 수 없는 법, 이 사실을 잘 알고 있는 이기적인 장내세균은 자신이 올라탄 인간이란 배에 되도록 해를 끼치지 않는 방향을 선택한다.

정상적으로 균형을 이룬 장내세균이라면 위의 가정이 성립한다. 인간에게 나쁜 영향을 거의 끼치지 않는다. 하지만 불균형에 빠진 장내세균 즉, 교란된(디스바이오시스) 장내세균은 오히려 폭주를 선택해 우리를 질병으로 이끈다. 그렇다면 장내세균의 정상적인 균형 상태란 무엇일까? 되도록 다양한 종류의 장내세균을 보유하고 있는 상태를 의미한다. 장내 세균총이란 꽃밭에 다양한 꽃이 어우러져 있듯이 여러 종의 장내세균이 함께 존재하는 형태인데, 장내세균의 균형이 깨지면 특정 소수의 세균이 갑자기 증가하면서 균의 다양성을 잃게 된다.

장내세균은 인간이 섭취한 음식물 찌꺼기를 먹고 살아간다. 세균마다 선호하는 음식물이 다르기 때문에 다종의 장내세균을 늘려 균형을 유지하고자 한다면 그만큼 음식을 골고루 먹어야 한다. 이렇게 다양한 종류의 식품을 섭취하면 그에 맞는 다양한 종의 장내세균이 증식한다. 서른 가지 식품을 먹자는 주장이 한때 유행했는데, 장내세균 종류를 늘리기 쉽다는 점에서 유용한 제안으로 여겨진다.

장 활성화 습관,
모두에게 적용할 수 없는 이유

장내세균은 우리 장 속에서 살아가면서 다양한 대사물을 만든다.
대사물은 장 점막에 있는 혈관으로 흡수돼 인체의 각 부분을 순환
하며 건강에 큰 영향을 미친다. 대표적인 대사물은 짧은 사슬 지방
산이다. 아세트산, 프로피온산, 낙산(부틸산) 등이 이에 속한다.

짧은 사슬 지방산은 대장 점막을 덮는 상피 조직의 영양원으
로 수용성 식이섬유와 관련이 깊다. 우리가 섭취한 수용성 식이
섬유는 소장에서 흡수되지 않은 채 그대로 대장으로 이동한다.
이때 장내세균과 상호작용해 식이섬유가 발효되면서 생성하는

대사물이 짧은 사슬 지방산이다.

"식초(아세트산)가 장에 좋다니 그걸 마시면 되겠네"라고 생각할 수도 있지만 식초는 상부 소화관에서 모두 흡수되므로 장까지 도달하지 못한다. 대장까지 식초를 전달하려면 수용성 식이섬유를 섭취해 장내세균이 식초(아세트산)를 생산하도록 하는 방법뿐이다.

뿐만 아니라 짧은 사슬 지방산은 극히 적은 양이나마 혈액 속으로 흡수돼 온몸으로 전달된다. 교감신경절을 자극해 대사율을 높이기도 하는데, 이로 인해 체질이 바뀌어 기초 체온이 상승하고 살이 잘 찌지 않게 된다. 짧은 사슬 지방산 자체가 지방 세포를 자극하는 특징도 있다. 이로 인해 지방 세포가 지방을 흡수해 비대해지는 과정을 억제하면 실제로 몸에 지방이 덜 붙는다. 결과적으로 비만을 막아주는 셈이다.

짧은 사슬 지방산은 호르몬 분비에도 영향을 미친다. 체내 흡수된 짧은 사슬 지방산이 소장 점막에 있는 K세포 및 L세포를 자극하면 위장관 호르몬인 인크레틴(Incretin)이 분비된다. 인크레틴은 인슐린 분비를 촉진하는 물질로 혈당치를 낮추는 효과가 있다. 또한 짧은 사슬 지방산은 췌장 단백질의 일종인 펩타이드 YY(Peptide YY, PYY)의 분비를 촉진한다. PYY는 식욕 중추에 영향을 줘 식욕을 떨어뜨리거나 콜레스테롤을 낮추는 등 다양한 효과로 건강을 증진한다.

이처럼 장내세균은 연구 성과가 급속도로 쌓이면서 건강에 필수 불가결한 존재가 됐다. 전염병처럼 몰아내야 할 대상이 아니라 장내세균과 공존하며 살아가는 게 더 중요한 시대가 온 것이다. 최근 신문, TV, 잡지 같은 대중매체만 봐도 '장 활성화' '장내 세균총 개선' 등의 소재가 연일 화제다. 오랜 친구인 장내세균을 잘 지키자는 주장과 긍정적인 평가가 증가했고, 장내세균 수와 다양성을 늘리는 식단, 운동법 등 건강 관련 정보도 확산 중이다. 하지만 여기에 뜻밖의 함정이 있으니 주의가 필요하다.

비만을 막는
짧은 사슬 지방산의 함정

짧은 사슬 지방산은 건강 증진 효과가 뛰어나므로 발효식품이나 수용성 식이섬유를 적극적으로 섭취해야 한다고 알려졌다. 최근 들어 이런 '장 활성화' 내용을 특집 기사로 실은 매체도 눈에 띄게 늘었다.

그런데 과연 장 활성화 방법이 누구에게나 유효할까? 어떤 사람에게는 오히려 역효과를 불러온다. 평소에 장에 문제가 있는 과민성 장 증후군 환자의 분변 속에는 짧은 사슬 지방산이 과도하게 발견되는데, 짧은 사슬 지방산 양이 많을수록 환자의 증상이 심각하다는 사실이 보고됐다. (71쪽 그래프)

　보통 과민성 장 증후군 환자의 장에서는 베일로넬라(Veillonella)와 락토바실러스(Lactobacillus)라는 장내세균이 많이 검출된다. 이들은 아세트산, 프로피온산 같은 짧은 사슬 지방산이나 유산을 만들어내는 장내세균이다. 이로써 과민성 장 증후군 환자는 평소에도 짧은 사슬 지방산이 과도하게 생성 중이라는 사실을 알 수 있다. 이런 환자가 수용성 식이섬유나 짧은 사슬 지방산 생성을 촉진하는 당질을 주로 섭취하면 증상이 악화되는 것은 너무도 당연한 결과다.

　특히 짧은 사슬 지방산 중 아세트산이 많은 과민성 장 증후군 환자일수록 스스로의 건강 상태를 좋지 않다고 평가한다고 보고됐다. 또한 짧은 사슬 지방산으로 인크레틴이 필요 이상으로 분비되면 소화관 운동이 느려져서 과민성 장 증후군 증상이 심해지거나, 하부식도 괄약근(Lower esophageal sphincter, LES)이 느슨해져 역류성 식도염이 생기기 쉽다.

　이렇듯 장 활성화 방식이 역효과를 일으키는 사람도 많아서 의사는 복통을 호소하는 환자에게 똑같은 식단을 처방하지 않도록 주의해야 한다. 환자 개개인의 상태에 맞는 최적의 식단을 제안하는 게 무엇보다 중요하다.

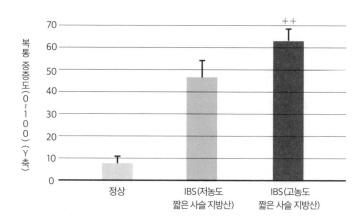

과민성 장 증후군 환자 분변 속
짧은 사슬 지방산의 양에 따른 복통 중증도 비교

과민성 장 증후군(Irritable bowel syndrome, IBS) 환자를 저농도 짧은 사슬 지방산 그룹과 고농도 짧은 사슬 지방산 그룹으로 나누고, 정상인 그룹과 복통 중증도를 비교했다. 분변 속 짧은 사슬 지방산 농도가 높은 과민성 장 증후군 환자 그룹이 짧은 사슬 지방산 농도가 낮은 환자 그룹보다 복통 강도가 높았다.

출처 | Tana C wt al. 2010

항생 물질의 남용에
독소 분비로 대응하는 세균

앞서 살펴본 여러 사례처럼 인간과 장내세균의 공생 관계는 조금씩 무너지고 있다. 장내세균을 병원체로 업신여기고 가벼운 감기(바이러스 감염)에도 쓸데없이 항생제를 과도하게 투여하고, 고지방 음식을 자주 먹고… 이런 식으로 몸을 학대한 결과 장내세균은 역습을 시작했다.

의학계도 현재 인간을 통제하고 다양한 장애를 일으키는 장
내세균의 공격에 주목하고 있다. 이미 서양에서는 장내세균을
교란시켜 죽음에 이르게 하는 질환이 기승을 부리기 시작했다.
바로 위막성 장염(Pseudomembranous Enterocolitis)이다. 위막성 장염
은 서양에서 급증하고 있는 질환으로 2010년 미국에서만 약 50
만 명에게 발병했고, 그중 3만 명이 사망했다.

일반적으로 폐렴이나 복막염 등 심각한 감염 증상을 보이는
환자에게는 강력한 항생제를 주사하도록 처방하는데, 이 항생
물질은 모든 세균에 치료 효과를 보인다. 즉, 질환을 일으키는 세
균은 물론이고 장 속에 존재하는 유익균, 평소에 인체에 해를 끼
치지 않는 중간균까지 사멸하는 결과를 낳는다.

평소 장 활동을 지탱하던 유익한 장내세균은 강력한 항생 물
질로 대부분 죽게 되고 특정 종류의 세균만 살아남는다. 문제는
이런 특정 세균의 번식은 심한 혈변, 설사, 복통을 유발하고 심각
하면 사망에 이른다. 세균에서 내뿜는 A-B 독소*(A-B Toxin) 때문
이다.

위막성 장염이 일어난 환자의 장을 수도 없이 봐온 나는 내시경 결과만 봐도 한눈에 이 병을 진단할 수 있다. 이들의 장 속은 탁한 황색이나 녹색 반구 모양의 막이 형성돼 울퉁불퉁 부풀어 있고 표면이 매우 거친 게 특징이다. 또한 장 점막 조직이 죽으면서 괴사가 발견된다.

지금까지 위막성 장염 환자를 치료하는 방법은 독소를 내는 원인균을 사멸할 항생제를 더 많이 투여하는 방식뿐이었다. 항생 물질로 인해 생긴 병을 더 강력한 항생제로 치료하다니 마치 다람쥐 쳇바퀴를 도는 느낌이다. 언제까지 이렇게 소 잃고 외양간 고치는 느낌의 치료를 계속 해야 하는 걸까?

물론 효과적인 치료는 때때로 새로운 문제를 일으키기도 한다. 한 예로 항생 물질인 반코마이신**을 들 수 있다. 반코마이신은 세균을 사멸하는 강력한 항생제인데, 항생 물질로 치료되지

---

* 세균이 내뿜는 독소의 일종으로 주로 그람 양성균(그람 염색법으로 인해 세포벽이 보라색으로 염색되는 세균)이 박테리아 감염으로 분비한다. 파상풍균, 포도상구균, 디프테리아, 보툴리눔 등이 있다.

** 1950년대 후반에 개발된 항생제로 세균 감염성 질환을 치료하는 데 사용했다. 페니실린 치료제(메티실린)에 저항성을 보이는 환자에게 투여해 포도상구균 감염을 치료했으나 1990년대 후반 또 다른 내성이 발견되면서 사용이 크게 줄었다.

않아서 유전자 변이를 일으킨 '내성균' 문제가 증가하고 있다. 반코마이신의 내성균은 병원 감염을 일으킬 우려가 있어 심각한 경우 병원 및 병동을 폐쇄 조치해야 한다.

이런 심각한 상황에서도 한 줄기 빛은 존재한다. 건강한 사람의 변(장내세균)을 1~2회 이식하면 항생 물질로 거칠어진 장내 환경을 정상으로 되돌릴 수 있다. 이를 분변 미생물군 이식술(Fecal Microbiota Transplantation, FMT)이라 한다. 미국에서는 위막성 장염이 재발생했을 때 보험 보상이 가능한 치료법으로 인가받았으며 약 90% 치료 성공률을 자랑한다. 분변 이식 치료로 많은 이들의 생명을 지킬 수 있게 됐다.

분변 이식이란 우리 몸에 존재한다고 추정하는 장내세균을 통째로 바꾸는 치료다. 교란된 장내세균 즉, '횡포를 부리는 폭군, 군주 정치를 일삼는 독재자'를 장 속에서 몰아내고 새로운 영주를 맞이하는 과정과도 같다. 이 방법은 피를 부르는 쿠테타가 아닌 '무혈 혁명'이다. 말 그대로 심한 부작용 없이 평화를 차지할 수 있는 것이다. 그런 의미에서 분변 이식은 다양한 질환의 미래 치료 전략으로 주목받고 있다.

쉽게 피곤해하는
현대인

장내세균의 역습이 꼭 서양의 위막성 장염 환자에게만 해당하는 얘기는 아니다. 어느 나라든 현대인에게 종종 나타나는 특이 질환이 있기 때문에 강 건너 불구경만 할 수는 없다. 단지 위막성 장염처럼 혈변이나 발열 등 심각한 증상으로 나타나지 않을 뿐이다.

더 큰 문제는 병원에 가서 대장내시경 검사를 해도 장 점막에 위중한 상처가 보이지 않으니 의사는 "아무런 문제가 없다"고 결론짓는다는 것이다. 검사에서 별다른 이상이 발견되지 않으면 원인을 알 수 없는 이 병을 '정신적인 문제'로 치부하고 "정신과 혹은 심료 내과*로 가보세요"라고 진단하는데, 그래서 더 심각한 문제를 낳는다. 제대로 병을 치료하지 않아 환자의 불안과 스트레스가 극심해지는 악순환을 초래하기 때문이다.

지금 우리 주변을 둘러보면 원인 모를 질환으로 고통받는 사람들이 늘고 있다. 병원에서도 이상이 없다는데 몸은 나른하고 축축 처지며 쉽게 지치고 머리는 늘 멍하다. 분명히 아랫배에 통증을 느끼는데도 제대로 된 병명을 알 수 없는 상황이다. 증상을

---

* 내과적 증상을 나타내는 심신증, 신경증 등을 다루는 진료과로 우리나라에는 없는 과목이다. 내과 치료 및 심리 요법, 단식, 놀이 치료 등을 병행한다.

제대로 설명할 수도 없고 의사에게 '원인 불명의 질환'이라는 말 밖에 듣지 못하는 여러 증상, 나는 그것을 '장내세균의 역습'이라 규정하고 싶다.

장 문제로 고통받는 사람의 소장 속에는 세균이 너무 많다. 공장*액을 배양하면 건강한 사람은 1㎖당 10^2~10^3개가 검출된다. 그러나 과민성 장 증후군이나 기능성 소화 불량(위내시경으로 봐도 아무런 이상이 없는데 위 상태가 좋지 않은 질환) 환자는 10^3~10^7개, 소장내 세균 과잉 증식(SIBO) 상태가 되면 10^5개까지도 증가한다.

소장에서 장내세균이
과도하게 증식하는 질환, SIBO

요즘 들어 소장에서 장내세균이 비정상적으로 증식하는 환자들이 늘고 있다. SIBO라는 질병 즉, 소장내 세균 과잉 증식 때문이다. 복부 팽만, 가스, 복통, 설사, 변비 같은 증상이 있더라도 내시경이나 CT 검사, 복부 초음파 검사로는 아무 이상을 찾을 수 없는 게 특징이다.

원인을 정신적인 스트레스로 설명하기도 하지만 약을 먹어도

---

*소장의 일부. 소장은 크게 십이지장, 공장, 회장으로 구분한다.

좀처럼 낫지 않는다. 스트레스가 근본 원인이라면 집에서 휴식을 취하면 편해져야 하는데 별다른 효과가 없는 것이다. 일이 없어 스트레스를 받지 않는 날에도 몸은 계속 힘들다. 이런 환자들은 대개 과민성 장 증후군으로 진단받지만 근본 원인이 불명확하고 효과적인 치료법도 딱히 없는 게 현 상황이다.

일본에서는 과민성 장 증후군으로 고통받는 환자가 1,700만 명을 넘어섰고 중고등학생 중 무려 18.6%가 원인을 알 수 없는 장 트러블을 가지고 있다. 뚜렷한 해결책이 없어서 괴로워만 하다가 우리 병원에 내원한 환자들, 나는 매일같이 그들의 고통과 마주하며 상태를 진찰하고 있다.

최근에 와서야 수백만 명이나 되는 사람들을 지금도 괴롭히고 있을 과민성 장 증후군 일부가 소장 내 장내세균 폭주와 관련 깊다는 사실이 밝혀졌다. 앞서 밝혔듯 원래 소장에는 장내세균이 매우 적어야 정상이다. 이에 비해 대장에는 소장의 수십 배에 달하는 장내세균이 서식하고 있다. 이 균형이 깨지면 소장 속 장내세균이 폭발적으로 증식한다.

과민성 장 증후군에 깊게 관여하는 소장 문제는 결국 SIBO이다. 정상적인 소장의 장내세균 수는 약 1만 개 정도인데, SIBO 환자는 정상인의 1만 개를 훨씬 초과해 무려 10만 개 이상의 세균이 폭발적으로 증식한다. 최근 보고된 한 논문 결과를 살펴보자.

"과민성 장 증후군 환자 중 약 84%가 자세히 들여다보니 SIBO 였다"는 충격적인 내용이다.

이처럼 SIBO 증상은 과민성 장 증후군 환자와 매우 비슷한 양상을 보인다. 실제로 논문 50여 편을 메타 분석한 결과 과민성 장 증후군 환자의 SIBO 발생 위험은 4.7배였다. 설사, 복통, 복부 팽만, 가스, 불편함 등은 과민성 장 증후군 환자에게 주로 나타나 는 증상이지만 SIBO 환자에게도 종종 관찰된다. 그밖에 과민성 장 증후군으로 진단받은 202명의 환자를 대상으로 SIBO 검사를 한 결과 그중 157명(약 78%)이 SIBO로 확진됐다는 보고도 있다.

1950년대부터 과민성 장 증후군은 하나의 질환으로 분류했 다. 그러나 의학계에서 SIBO를 명확한 질환으로 인식하기 시작 한 것은 불과 몇 년 전의 일이다. 그러니 의사들이 SIBO라는 질 환 및 증상에 대해 제대로 알지 못하는 것도 무리는 아니다.

이토록 닮아있는 SIBO와 과민성 장 증후군의 관계성은 사실 30년 전부터 자주 거론되는 의학계 주제였다. 그중 주목할 만한 내용 중 하나가 "과민성 장 증후군의 장내세균 변화가 SIBO를 일으킨다"는 관점이다. 또 다른 하나는 "SIBO가 과민성 장 증후 군을 일으킨다"는 관점, 정리하면 한쪽이 다른 한쪽의 선행 질환 일 거라는 가능성을 제기한다.

건강한 사람이라도 고령일수록 SIBO 발병 위험이 커지는데,

건강한 고령자 중 약 35%가 이미 SIBO에 걸린 상태였다는 자료도 있다. 이런 내용을 종합하면 지금껏 '원인 불명'으로 진단한 복부 팽만감, 가스, 설사, 변비, 통증 등의 원인이 소장 속에서 폭발적으로 증가한 장내세균일지도 모른다.

일본인의 장내 세균총과 식사의 관계

장내세균에 관한 구체적인 연구를 살펴보면 '일본인의 장내 세균총은 세계 여러 나라 상황과 매우 다르다'는 사실을 확인할 수 있다. 장수 국가의 명색에 걸맞게 일본인의 장내세균은 절묘한 균형을 이룬다. 이는 분명히 일본 식생활이 만들어낸 결과이다.

하지만 현재 일본인의 장 속에도 알 수 없는 변화가 일어나고 있다. 이 흐름의 주된 원인은 전쟁*이다. 패전 이후 일본은 미국 식량 정책으로 식생활에 큰 변화가 찾아왔다. 이로 인해 일본인의 장내 환경이 완전히 바뀌게 된 것이다.

문제는 서양식 고지방 식이와 밀가루(나중에 언급할 포드맵의 일종)

---

* 2차 세계 대전의 일부인 '태평양 전쟁(1941~1945년)'을 의미한다. 일본과 연합국(미국, 영국, 소련)의 전쟁이 미국 하와이의 진주만 기습으로 확대됐는데, 일본의 선전 포고로 시작해 일왕의 항복으로 끝이 났다.

였다. 일본인은 메이지 시대(1867~1912년)까지 소고기나 돼지고기 같은 육류를 먹지 않았는데, 고지방 서양식은 혈중 장내세균을 자극해 내독소의 배출량을 늘린다.

즉, 고지방 식이는 새는 장 증후군의 방아쇠가 됐다. 이런 식으로 일본인의 장내 환경은 조금씩 파괴됐고 교란된 장내세균은 그들의 생존에 유리한 방향으로 인체를 통제했다. 의사들은 이런 변화를 간과해서는 안 된다. 장내세균이 이기적으로 그들의 수를 늘리는 상황을 가만둘 수 없다. 우리는 좋은 의미로 장내세균에게 독립해 건강을 되찾을 방안을 모색해야 한다.

장 문제로 고통받으며 매일 전국에서 병원으로 찾아드는 환자들을 만나는 나는 소화기 내과 의사이다. 하루에 100명 이상, 많게는 200명 이상의 환자들을 진찰하며 소화관 내시경 검사를 하고 그들의 불안과 고통을 치료하는 일로 삶의 보람을 얻는다. 최근에는 과민성 장 증후군으로 진단받은 환자들이 크게 늘었는데, 이는 소화기 내과를 찾는 환자들이 가장 많이 호소하는 증상이다.

현재까지 과민성 장 증후군은 뇌와 관련이 있다고 알려졌다. 즉, 단순한 정신 질환 혹은 스트레스로 인한 질환으로 여겨진다. 그러나 그것은 잘못된 판단이다. 과민성 장 증후군이 간혹 스트레스로 악화되기는 하지만 근본적인 원인을 스트레스에서 찾는 것은 무리가 있다. 환자들은 한목소리로 의문을 제기한다.

"여러 의사 선생님이 제 병이 스트레스 때문이라고 하는데, 그렇다면 왜 스트레스가 없을 때도 배가 아플까요?"

이런 심각한 호소의 이면을 들춰보며 나는 현대인의 장내 환경이 점점 나빠지고 있다는 사실을 확신하게 됐다. 장내세균이 생성하는 가스에 주목한 것이 질환의 근본을 파악하는 데 큰 도움이 됐다. 장 문제를 지닌 사람의 배 속 장내세균은 인간이 먹은 음식을 발효해 정상인의 약 5배에 달하는 가스를 만들어낸다.

이 배 속 가스를 조사함으로써 SIBO의 원인과 치료법이 조금씩 밝혀지고 있다. 결과적으로 정신적인 문제로 치부했던 과민성 장 증후군 환자들을 구할 수 있는 방법이 생겨났다. 의료계에서는 '장내세균의 역습'을 제대로 알고 대처하면 장 트러블로 고통받던 많은 사람들 앞에 새로운 미래가 펼쳐질 것이라 확신하고 있다.

장내 환경을 개선하는
약, 식단, 수술

앞에서 분변 이식이 장내 세균총을 바꿀 수 있다고 설명한 바 있다. 여기에서는 분변 이식 외에 장내 세균총을 바꾸는 여러 가지 방법에 대해 소개하고자 한다.

약

① 방풍통성산

한방에서 처방하는 변비약으로 피하 지방을 줄이는 데 효과적이다. 유익균 아커만시아 뮤시니필라를 늘리고 전반적으로 지방을 줄여 체중을 감소시킨다.

② 췌장 리파아제(상품명: 리파크레온⁺)

췌장에서 나오는 소화 효소(Pancrelipase, 지방 분해 효소)를 보충해주는 약으로 만성 췌장염 등에 사용한다. 강력한 차세대 유익균 후보인 아커만시아 뮤시니필라를 늘리는 효과가 있다.

③ 콜레스티미드(상품명: 코레바인^{**})

콜레스티미드(Cholestimide)는 복용하면 흡수되지 않고 장 속을 그저 미끄러지듯 지나가는 스펀지 같은 약이다. 장 내에 존재하는 담즙산과 흡착해 그 안에 있는 콜레스테롤을 변 상태로 만든 뒤 몸 밖으로 배출하게 한다. 한마디로 콜레스테롤 수치를 낮추는 약인 셈이다. 일본에서는 고콜레스테롤 혈증(Hypercholesterolemia) 환자에게 주로 처방하는데, 미국에서는 당뇨병 환자에게도 처방할 수 있다. 약을 복용하면 중성지질 수치뿐 아니라 혈당 수치도 내려간다. 장 세포에 작용해 혈당 수치를 낮추는 글루카곤 유사 펩타이드-1(Glucagon like peptide-1, GLP-1)이 호르몬의 분비를 촉진하기 때문이다. 이 약을 통해 장내 세균총을 바꿀 수 있다. 코레바인도 아커만시아 뮤시니필라 증식을 돕는다. 또한 건강한 사람의 장내 미생물로 꼽히는 의간균문의 장내세균을 늘리고 비만과 관련 깊은 후벽균문의 장내세균을 줄인다. 체중 감소에도 효과적이다.

---

* 지방 분해 효소인 리파아제가 들어있는 일본의 다이어트 보조제 중 하나이다. 기름진 음식을 많이 먹은 뒤에 복용하면 지방 소화를 돕는다.

** 국내 유사 상품으로 콜레스티라민(Cholestyramine)을 주성분으로 하는 퀘스트란(Questran 4g tid)을 들 수 있다. 고콜레스테롤 혈증, 부분적 담관 폐쇄로 인한 가려움증, 고지혈증으로 인한 관동맥 심장 질환 등의 발병 위험을 낮추는 효과가 있다.

식단

단식(간헐적 단식)

단식에 의해서도 장내 세균총은 바뀐다. 좋아하는 음식을 마음껏 먹어도 되는 날과 24시간 동안 물 이외는 아무것도 먹으면 안 되는 날을 교대로 반복하는 단식(간헐적 단식)을 통해 아커만시아 뮤시니필라를 늘릴 수 있다.

수술

비만 대사 수술(Bariatric surgery)

고도 비만 환자(BMI 35 이상)의 체중 조절을 위해 소장의 경로를 바꾸는 수술이다. 이 수술로도 아커만시아 뮤니시필라와 의간균문의 장내세균을 늘릴 수 있다. 후벽균문의 장내세균을 줄여줘 체질이 바뀌기도 한다.

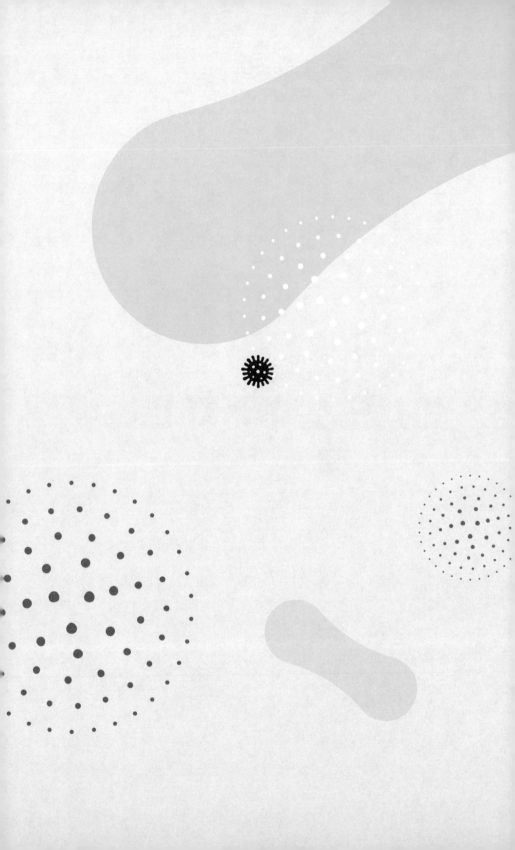

의사도 알아주지 않는
잠 트러블

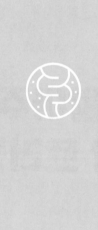

장 트러블은 '정신적인 문제'나 '신경성'이 아니다

매일같이 다수의 과민성 장 증후군 환자를 진찰하다 보면 한 가지 깨닫는 사실이 있다. 지금까지 알려진 바와 달리 과민성 장 증후군은 절대 정신 질환이 아니라는 것이다. 이런저런 장 문제를 호소하는 사람들 중에는 소장 안에 장내세균이 비정상적으로 증식해 필요 이상의 가스를 생성하는 경우가 많은데, 이때 발생한 가스가 방귀, 복부 팽만, 복통, 설사, 변비 등을 일으킨다.

이런 증상으로 고민하는 환자가 늘고 있는 것만 봐도 확실히 정신적인 문제는 아니다. 앞서 언급했듯이 배 속 상태가 늘 나쁜 사람(과민성 장 증후군, 기능성 소화 불량, 역류성 식도염 등)의 소장에는 세균의 증가가 분명히 확인된다. 배 속 상태가 좋지 않은 것은 이제껏 인체 각 기관과 사이좋게 지내며 장에 공생하던 장내세균이 폭주해 과도하게 증식했기 때문이다.

그렇다면 이렇게 고통받는 환자들이 많음에도 과민성 장 증후군 연구에 큰 진척이 없었던 이유는 무엇일까? 일단 연구자가 손에 꼽을 정도로 매우 적다는 점을 들 수 있다. 암 연구처럼 화려한 '주류' 분야와 비교하면 과민성 장 증후군 연구는 '비주류' 분야에 속한다. 부족한 연구비도 한 원인이다. 과민성 장 증후군은 암처럼 치명적인 질환이 아니어서 연구비가 먼저 지급되지 않는다. 따라서 의사들은 환자를 치료할 시간에 연구비 마련을 위해 동분서주해야 한다. 결국 의사들 대부분이 과민성 장 증후군을 제대로 이해하지 못한 채 그 자리에 정체한다.

의료 분야에서는 질환이 분명히 이해되지 않을 때 종종 그 병을 환자의 정신 상태와 연결하려는 경향이 있다. 환자의 정신과 질병의 관련성을 입증한 유명한 예로 'A 유형 성격'을 들 수 있

---

* 건강 심리학(1930년대 이후) 분야에서는 성격이 질병 발병에 영향을 미친다고 주장한다. 건강상 특정 질환이 발생할 때 생물학적 특징 외에 심리학, 사회학적 요소가 영향을 미친다는 것이다. A 유형 성격은 이를 뒷받침하는 한 분류이다. 적대적이고 경쟁적이어서 궤양, 편두통 나아가서 암 및 심장 질환을 일으키기 쉬운 성격을 의미한다.

다. 과거 의사들은 심장병 등 심혈관 질환 환자를 살펴볼 때 이 성격 분류를 꽤 신뢰했고 A 유형 성격을 강력한 질병 유발 인자로 인식했다. '성실하고 섬세한 사람(A 유형 성격을 지닌 사람)이 심장병에 걸리기 쉽다'라는 속설이 있을 정도였다. 특히 1970년대에는 A 유형 성격이 심장병 위험에 미치는 영향에 관한 고찰을 어디서든 들을 수 있었다.

그러나 현재 의사들은 심장병을 전혀 다른 형태로 이해하고 있다. 'A 유형 성격'과 심장병의 관계성 즉, '성격이 심장병을 일으킨다'는 사고방식은 이미 의학계의 본질을 벗어난 지 오래다.

물론 A 유형 성격으로 분류하는 사람들 중에는 생활 습관으로 쌓인 스트레스가 협심증이나 심근경색 같은 심장 질환을 유발하는 경우도 있다. 그러나 그 비율은 아주 미비한 수준이다. 지금은 오히려 식생활, 운동, 콜레스테롤, 혈압, 호모시스테인(Homocystine) 수치 그리고 만성 감염증이나 장내세균 종류 등이 심장의 건강 상태에 더 큰 영향을 주는 것으로 밝혀졌다. 따라서 심장병 환자를 치료할 때 의사가 스트레스 제거만을 강조한다면 큰 실수를 하는 셈이다.

이번에는 소화성 궤양에 대해 이야기하려 한다. 헬리코박터 파일로리균이 소화성 궤양의 가장 큰 원흉이라고 밝혀지기 직전까지 이 질병의 주요 원인은 스트레스였다. 그렇지 않다고 주장하는 의사의 의견은 의학계에서 받아들여지지 않았고 비웃음을 살 뿐이었다.

20여 년 전 호주 병리 의사 로빈 워런과 소화기 전문의 배리 마셜이 "소화성 궤양의 90% 이상은 소화관 내에 서식하는 세균(헬리코박터 파일로리균)에 의해 발생한다"는 사실을 증명했을 때 의학계는 크게 놀랐다. 나중에 이 두 사람의 가설은 타당성을 인정받아 노벨생리의학상을 받았고, 지금은 만성 소화성 궤양의 가장 확실한 치료법이 항생제라는 사실에 누구도 이견을 달지 않는다.

헬리코박터 파일로리균에 감염된 환자는 스트레스로 쉽게 소화성 궤양에 걸린다. 하지만 헬리코박터 파일로리균에 감염 반응을 일으키지 않으면 스트레스를 받아도 표면이 조금 붉어지는 정도의 위장염만 앓게 된다. 즉, 스트레스와 식생활이 궤양을 자극할 수는 있지만 그것 자체가 원인이 될 수는 없다. 가령 몇 년 동안 위 점막이 헐어버릴 정도로 소화성 궤양이 심각했던 환자도 일주일 정도 항생제를 복용하면 거의 치료된다. 게다가 헬리코박터 파일로리균을 제거하면 소화성 궤양은 90% 이상 재발하지 않는다.

현재 의학계에서는 소화성 궤양의 원인을 '헬리코박터 파일로리균 또는 약'이라고 규정한다. 여기에서 말하는 약은 아스피린이나 진통제(비스테로이드성 항염증약, NSAIDs)를 의미한다. 한때는 스트레스나 유전을 원인으로 꼽던 위암 역시 99% 이상이 헬리코박터 파일로리균 때문에 발생하는 것으로 보고 있다. 전체 위암 환자 중 헬리코박터 파일로리균이 관련 없는 위암 비율은 1% 이하, 정확하게는 0.66% 정도이다. 말 그대로 위암은 '감염병'인 것이다.

뭐든지 스트레스 때문이라 치부하는 의사들

일본의 경우 위암 원인이 헬리코박터 파일로리균이라는 사실이 밝혀지고 한참 후에야 감염성 위염에 대한 제균(除菌) 치료가 보험 적용이 됐다. 헬리코박터 파일로리균의 제균 치료가 보험 적용이 되기 10년 전부터 나는 대학병원에서 환자에게 제균 치료를 자비로라도 받도록 권해왔다. 보험 적용 여부를 떠나서 위암 예방을 위해 환자에게 필요하다면 꼭 치료해야 한다는 신념을 가지고 있었기 때문이다. 환자에게 아직 보험은 되지 않지만 위암 예방을 위해서 필요하다고 자세히 설명하면 대부분 이해하고 치료를 받았다.

이후 헬리코박터 파일로리균을 제거하면 위암 발병률이 3분의 1까지 감소한다는 사실이 밝혀졌고, 일본에서는 국민총제균 시대*를 맞아 헬리코박터 파일로리균 감염자는 보험으로 제균 치료를 받을 수 있게 됐다. 국가 차원에서 위암 박멸 계획이 이뤄지고 있는 것이다.

10년 전, 헬리코박터 파일로리균 치료가 보험 적용이 안 될 때는 세균으로 위암에 걸린 환자도 상당수 있었으리라 본다. 하지만 보험 적용이 된 이후에도 "헬리코박터 파일로리균이 있어도 괜찮아요. 모두에게 다 있어요"라고 말하는 의사가 많다. 심지어 외과 진료로 다른 병원에 갔다 온 필자의 환자는 진료를 받는 동안 담당 의사에게 "헬리코박터 파일로리균은 위암과 아무런 관련이 없어요. 일본인은 모두 헬리코박터 파일로리균에 감

---

* 일본에서는 2000년 11월부터 건강 보험 항목으로 헬리코박터 파일로리균 제균 치료가 부분적으로 가능해졌다. 이후 여러 차례 의료보험이 규정되면서 보험 적용 및 대상을 차츰 확대했고, 2013년 이후부터 만성 위염과 위암 예방 차원의 치료로 인정받게 됐다. 국민 전반으로 보험 적용이 확대된 이 시기를 국민총제균시대라 일컫는다. 한편 우리나라의 경우 조기 위암 환자의 경우에만 제균 치료의 보험 혜택을 받을 수 있다.

염돼있어요"라는 설교를 1시간 동안 받고 왔다.

실제로 세계 위암 인구의 60%가 일본, 중국, 한국 3개국에서 나타나고 있으며 '위암은 동아시아 풍토병'이라는 말까지 있다. 그 원인은 이 세 나라가 독성이 높은 헬리코박터 파일로리균에 감염될 확률이 상당하기 때문이다.

굳이 의사들을 비난하려는 게 아니라 새로운 의학 지식이 대중에게 확대되기까지 시간이 걸린다는 말을 사례로 설명하고 싶었다. 오늘도 여전히 어떤 의사는 SIBO 환자에게 "SIBO는 병이 아니에요. 들어본 적도 없어요"라고 말하고 있을지 모른다.

그러나 세계 학회나 의학 서적이 이렇다 할 의견을 보고할 때는 이미 늦었다고 봐야 한다. 세상에 만연하고 있는 질환의 성질이 변하고 있음을 제일 먼저 읽을 수 있는 사람은 매일 환자와 마주하는 임상의이다. 그들이 질환을 민감하게 느끼고 끊임없이 연구해야 하는 이유가 여기에 있다. "SIBO라는 질환은 확실히 존재한다"라고 말할 수 있는 의사가 늘었으면 한다. 질환의 개념이 확립될 때까지 기다리기만 하면 현재 고통 속에 있는 환자를 절대 구해낼 수 없음을 명심하자.

한번은 이런 일이 있었다. 규슈에서 내원해 우리 병원에서 진단 및 치료를 받던 SIBO 환자가 증상이 매우 호전돼 고향으로 돌아갔는데, 추후 경과 관찰을 의뢰하기 위해 규슈에 있는 국립

대학 의학부에 환자를 소개했다. 이 환자는 외래 진찰을 보러 간 날, 담당 의사가 내 책을 이미 다 읽고 책상 위에 올려둔 모습을 발견했다.

"책을 읽고 많이 배웠습니다. 우리 병원에서도 SIBO 환자 6명을 발견했어요. 앞으로 경과를 잘 살펴보도록 합시다"라고 친절하게 말해줘 환자는 안심이 되고 기뻤다고 한다. 이처럼 환자에게도 뭔가를 배우려고 하는, 항상 새롭게 의학을 연구하며 노력하는 의사가 있다면 장 트러블로 고민하는 환자도 미래에 희망을 가질 수 있다.

트라우마가 장 트러블에
영향을 미치는 경우

지금까지 언급한 심장병과 소화성 궤양 두 가지 예를 통해 알 수 있듯이 과민성 장 증후군은 근본적인 원인을 꼽을 수 없어서 오랜 기간 심리적인 특징 및 결과로 여겨졌다. 그로 인해 "과민성 장 증후군의 원인은 스트레스다"라는 잘못된 편견이 뒤따랐다.

우리 병원을 내원하기 전에 환자들이 겪은 일들이 상황을 여실히 보여준다. 시나리오처럼 정리하면 다음과 같다. 몇 년 동안 복통과 가스 증상을 참아온 환자가 겨우 마음을 정해 병원으로 진료를 받으러 간다. 여러 검사를 받지만 이상이 발견된 곳이 한

군데도 없어서 의사는 환자에게 이렇게 말한다.

"혹시 스트레스를 받으면 배가 아픈가요?"
"스트레스를 강하게 받으면 증상이 나빠져요."

그 말을 들으면 의사는 다 안다는 표정으로 고개를 끄덕이며 다음과 같이 말한다.

"스트레스와 관련이 있다면 환자분은 과민성 장 증후군이에요. 불안을 완화해줄 약을 처방해드릴게요."

환자는 "하지만, 선생님. 딱히 스트레스가 없을 때도 증상이 계속 돼요. 토요일이나 집에서 편히 쉴 때도 마찬가지인데요?" 라고 되묻는다.

스트레스는 현상의 원인이 아니라 증상을 악화하는 요인이다. 환자 본인도 알고 있는 사실인데, 의사는 치료법을 선택할 때 다른 요인을 크게 고려하지 않는다. 그러니 환자는 처방받은 약(항불안제 또는 항우울제)을 먹어도 증상이 호전되지 않는 것이다. 이로 인해 스트레스가 더 심해져 상황이 나빠지는 악순환이 반복된다.

스트레스에 관한 중요한 사실을 미리 언급하자면 성적 학대나 신체 학대, 유소년기 부모와의 이별 등 강도 높은 정신적 스트레스는 실제로 장 기능 부전과 관련이 깊다. 이런 종류의 스트레스를 의학계에서는 '트라우마적 경험'이라 부른다. 어떤 환자가 오랫동안 마음에 담아뒀을 정도로 심각한 스트레스 상황을 의사가 특정한 뒤 과민성 장 증후군과 정신 질환의 관계를 조사한 연구는 꽤 유용한 결과를 냈다. 대부분의 경우 이런 트라우마는 적절한 정신과적 치료를 필요로 했고 장 문제에 있어서 결코 과소평가할 수 없는 부분으로 작용했기 때문이다.

다만 이런 연구의 대부분은 소화기 의학과 정신 의학을 둘 다 연구하는 정신과 주체 연구 시설에서 이뤄진다. 그래서 과거 중대한 정신적 트라우마를 안고 살아가는 환자들이 주로 연구 대상이 될 수밖에 없고, 그들의 데이터 위주로만 검토가 가능하다. 정리하면 모든 과민성 장 증후군 환자가 눈에 띄는 불안과 우울증으로 고통받는 것은 아니다.

항우울제가 효과적이라고 판단하는 증상(심각한 불안이나 우울 상태)이 과민성 장 증후군을 악화하는 경우도 물론 있다. 그렇다고 과민성 장 증후군의 근본 원인이 우울이라는 얘기는 아니다. 실제로 조사해보면 과민성 장 증후군 환자에게 불안이나 우울증이 발생할 확률은 정상인과 비교해도 그리 높지 않다.

그런데도 항우울제 연구는 어느 정도 성과를 거두었다. 특정 항우울제가 과민성 장 증후군 치료에 도움을 주는 측면이 있다는 사실까지 밝혀졌다. 물론 과민성 장 증후군이 정신 질환의 일종이라고 밝히기 위해 투자한 막대한 시간과 비용이 항우울제 치료의 근거를 마련했지만 말이다.

한 예로 아미트립틸린(Amitriptyline, 삼환계 항우울제)은 불안이나 우울감을 해소하고 장에서 유래한 통증을 줄이는 데 도움이 되는 것으로 판명됐다. 뿐만 아니라 아미트립틸린의 부작용인 변비가 오히려 설사형 과민성 장 증후군 증상 완화에 효과적이라는 사실도 밝혀졌다. 약의 부작용이 마치 증상을 개선하는 것처럼 보이는 경우다. 이런 부가적인 이점이 항우울제가 과민성 장 증후군 치료에 효과적일지도 모른다는 의견에 힘을 실어줬다.

듣는 귀가 꼭 필요한 소화기 전문의

진료하면서 가장 안타까운 부분은 의사가 환자를 믿어주지 않는 것이다. 환자가 아무리 배가 아프다고 호소해도 "신경성이에요" "정신과 증상 같네요"라며 믿어주지 않는 의사들이 꽤 많았다.

"○○를 먹으면 배가 아파요"라고 의사에게 말해도 모두 부정당한다고 상상해보라. 모든 문제가 정신 탓이라는 말을 들으면 누구라도 고독감을 느끼고 자기 자신을 의심하게 될 것이다.

"나 정신병인가?" "내 머리가 이상해진 건가?"라며 자신을 의심하는 공포감은 상상을 초월하는 수준이다. 병원 차트에 "이 환자는 정신적인 문제가 있다"라는 기록이 한 번이라도 적히면 다음에 다른 의사를 찾아가도 차트 위주로 진단받게 되는 경우가 흔하다. 이럴 경우 대부분의 의사들은 환자의 이야기에 귀 기울이지 않는다.

"아, 그렇군요. 네네, 알겠어요. 그건 신경성이에요. 정신과 약을 처방해드릴게요"라고 대충 답하면 환자는 진찰실을 빠져나오기 바쁘다. 의료 기관은 대개 바쁘게 돌아가기 때문에 환자 1인당 1개의 진료 기록으로 통합·관리하는데, 의사의 선입견으로 위와 같은 일이 자주 벌어진다.

의사는 전문가이다. 그러므로 환자를 무시하는 어떤 언행도 삼가야 한다. 일부러 그러는 게 아니라 해도 의사(그것도 소화기 전문 의사)가 과민성 장 증후군의 원인을 모른다면 그것은 죄이다. 과민성 장 증후군을 '신경성'으로 일축하는 대응은 이제 그만 끝내야 할 때이다.

가까운 예로 우리 병원에서 대장내시경 검사를 받고 크론병 진단을 받은 한 환자의 이야기를 해보려 한다. 그는 지금껏 만성 복통으로 고생을 했는데, 다른 병원에서는 '신경성'이라는 진단 외에 뚜렷한 병명을 찾지 못했고 대장내시경 검사조차 받지 못했다고 한다. 그 의사는 이 환자의 증상이 과민성 장 증후군 때문이라고 생각해 심각한 오진을 내린 것이다.

크론병은 보통 내시경으로 이상이 나올 때까지 수년간 전구 기간*이 있다. 즉, 한 번 내시경 검사를 해서 이상이 없었어도 다음 내시경 검사에서 전형적인 크론병 소견을 보일 수 있다. 크론병 환자가 호소하는 증상은 다음과 같다.

"사실 10년 동안 지독한 장 트러블을 겪었어요. 근데 내시경 검사나 바륨 검사**로도 아무런 문제를 찾지 못해서 과민성 장 증후군 진단을 받았어요."

10년간 의사에게서 과민성 장 증후군이라는 말을 듣다가 어느 순간 갑자기 하혈이 시작됐다는 환자, 그때 다시 내시경 검사를 해보니 크론병이었다. 그동안 의사들은 왜 아무런 소견을 발

---

* 증상이 본격적으로 발현되기 이전의 기간.

** 흰색의 바륨 현탁액을 1컵 마신 뒤 방사선 촬영(X-레이)을 하는 것을 의미한다. 보통 장기의 이상 여부를 판단할 때 시행하는데, 바륨 현탁액이 식도 및 위장 벽을 코팅해줘 X선 투과를 용이하게 하며 소화성 궤양, 조기 위암, 병변 등을 진단할 수 있다.

견하지 못했을까? 내 예상은 이렇다. 딱히 못 보고 지나친 것은 아닐 것이다. 무슨 말이냐 하면 환자가 예전에 대장내시경 검사를 받았을 때는 크론병의 '전구 기간' 즉, 초기 단계였을 가능성이 크다.

내시경으로 크론병의 소견이 발견되기 전까지 왜 이토록 긴 잠복기가 있는지에 대해서는 아직 밝혀진 바가 없다. 그에 비해 궤양성 대장염은 전구 기간 자체가 거의 없다. 연구에 따르면 크론병의 평균적인 전구 기간은 약 7년인데, 궤양성 대장염은 1년 미만이다. 그래서 궤양성 대장염이 생긴 이후 의사에게 진찰을 받으면 대부분 바로 확진 판정을 받게 된다. 그만큼 크론병은 초기에 발견하기 무척 어려운 질병이다. 모든 증상이 크론병과 매우 비슷하지만 초기 단계에서 내시경으로 확인되는 바가 없고 크론병으로 발전한 단계에 이르러서야 확실한 진단이 가능하다.

앞서 과민성 장 증후군 환자를 대하는 편견에 대해 언급했던 부분들은 의사도 환자도 꼭 기억해둬야 할 사항이다. 일단 '크론병이 아닌 환자'로 낙인을 찍은 이상 주치의인 소화기 전문의는 새로운 가능성을 검토하지 않는다. 환자에게 과민성 장 증후군과 닮은 증상이 이어지는 한 다른 부분을 보지 못한다.

내시경으로 점막 변화를 시의적절하게 확인하려면 의사도 '듣는 귀'를 가져야 한다. 그러기 위해서는 자기 환자를 정신과 환자로 보기 전에 다른 질환이 있을 가능성을 항상 열어두는 게 좋다. 과학적인 시선으로 편견을 배제한 채 환자와 마주할 수 있기를 바란다.

한 환자가 눈물을 흘리며 내게 이런 말을 한 적이 있다. 이 환자 역시 과거 병력인 우울증과 통합 실조증 진단만으로는 증상을 설명하기 어려웠다.

"지금까지 저는 정신병이라는 말만 들었던 터라 제가 정말 문제 있는 사람인가 의심했어요. 자존심과 자긍심이 다 무너지더라고요. 지금까지 만났던 모든 의사가 저를 믿어주지 않았어요. 저는 정신적으로 정말 멀쩡했는데도 말이죠. 저를 믿고 검사로 크론병을 찾아주셔서 정말 감사합니다."

'내시경 신앙'이 오진을 낳는다

병원 밖에서 벌어지는 더 심각한 문제는 과민성 장 증후군을 바라보는 사회적 편견이다. 개그맨이 질병이나 증세를 웃음의 소재로 삼거나 친구 또는 가족마저 장난스럽게 대할 때가 있다. 간혹 인기 예능 프로그램에서 유명 개그맨이 한 출연자를 과민성 장 증후군이라며 방송 시작부터 끝날 때까지 계속 놀리는 모습을 본다. 이처럼 누군가 과민성 장 증후군이라고 말하면 주변 친구들은 그를 놀리기 바쁘다. TV 예능 프로그램에서 협심증이나 류머티즘 환자를 놀리는 일은 있을 수 없다. 마찬가지 이유로 과민성 장 증후군 환자를 놀리는 행위도 용인돼서는 안 된다. 하지만 지금도 현실은 편견의 벽이 두껍다. 이 증상을 겪고 있어도 밝히지 못해 환자들은 남몰래 고통받는다.

사람들이 과민성 장 증후군을 공개하지 못하는 또 다른 이유는 과민성 장 증후군과 정신 질환의 관계성 때문이다. 용기를 내서 장 기능이 나쁘다는 사실을 인정해도 정신 질환과 관련지어 생각할 것이 두려운 나머지 치료를 마저 끝내지 않는 환자도 더러 있다. 그리고 다시 아무도 모르게 힘든 생활을 자진해서 지속한다.

과민성 장 증후군의 원인을 신체가 아닌 정신에서 찾는 이유가 하나 더 있다. 과민성 장 증후군 연구가 급증한 것은 1970년대인데, 그 시기는 내시경 검사의 적정성을 재평가하던 때였다. 내시경 검사는 장 속을 훤히 들여다볼 수 있는 신축성 광섬유 기술이 도입된 이래로 점차 인기가 높아졌다.

결과적으로 내시경 기술이 진보한 덕에 정밀한 장을 시각화하는 게 가능해졌으며, 소화기학계는 육안으로 확인할 수 있는 질병에 급 관심을 돌리게 됐다. 이는 의사들에게 있어서 놀라움과 감동 그 자체였다. 그 이전에는 환자를 진찰할 때 주로 생리 기능 검사*를 시행했는데, 내시경 기술의 진보는 각종 검사의 근본을 뒤흔드는 일대 전환과도 같았다.

이후 조작이 간단하고 결과가 바로 나오는 내시경 검사는 주요 진찰 방식으로 자리 잡았다. 그러나 한 가지 부작용이 있었다. 내시경으로 볼 수 있는 경우에만 질환 원인으로 인정받게 됐다. 이 검사로 아무런 문제가 발견되지 않는 환자는 원인을 규명하는 데 수고가 들었고, 열심히 찾아도 소득이 없는 경우가 많아서 성가신 환자 취급을 받았다.

위의 과정이 의사가 환자를 바르게 진단하는 바람직한 예는 아니다. 단적인 예로 JMMS(Japan mosapride mega study) 연구 보고에 따르면 위내시경으로 환자의 증상과 명확한 질환을 연결할 확률은 겨우 9% 남짓이다. '위가 아프거나 더부룩한 증상'으로 내시경 검사를 받아도 눈으로 확인 가능한 질환은 소화성 궤양이나 위암 등 극히 일부이다.

실제로는 위의 움직임이 나빠지거나 위산에 대한 민감도가

---

* 인체의 각종 장기가 제대로 기능하는지를 판단하는 검사로 가장 기본적인 형태는 채뇨, 채혈 검사 등이다. 안정적인 상태에 놓인 환자의 심전도, 뇌파, 근전도, 호흡, 기초 대사 등을 파악하는 것도 기능 검사에 속한다.

상승(지각 과민증)해서 기능 이상이 발생하고, 그게 증상(기능성 소화
불량)으로 이어지는 경우가 더 많다. 진료를 통해서도 눈에 보이
는 질환(기질성 질환)보다 눈에 보이지 않는 질환(기능성 질환)이 훨씬
더 많다는 사실이 점점 부각되고 있다.

그럼에도 과민성 장 증후군의 원인을 스트레스라 오해하는
가장 큰 이유는 스트레스가 장 기능과 배변 빈도에 어느 정도 영
향을 주고 있기 때문이다. 강한 스트레스를 받으면 과민성 장 증
후군이 아닌 사람도 설사 혹은 구토, 그밖에 다른 소화기 관련
질환이 나타나는 경우가 종종 있다.

스트레스가 장 기능에 영향을 미친다는 인식에 힘을 보태준
것은 결국 1970년대 내시경 검사의 재평가였다. 그때부터 20년
동안 과민성 장 증후군을 심리학 및 스트레스와 연결하려는 연
구 무대가 펼쳐진 셈이다.

팽만감, 복부 가스, 고장…
원인 진단과 치료가 쉽지 않다

과민성 장 증후군의 주요 원인이 스트레스로 알려졌지만 특별히 확인된 바는 없다. 대신 과민성 장 증후군 등 장 트러블을 앓고 있는 사람들을 조사해보면 다른 공통점이 있다. 공장액 배양으로 소장의 세포 수가 과도하게 증가한 상태라는 것. 과민성 장 증후군 환자를 자세히 들여다보면 그중 84%가 SIBO를 앓고 있다. 이는 장 문제가 신경성이 아님을 의미한다.

이 책에서 주구장창 SIBO에 대해 설명하는 이유는 하나다. 이 질환이 널리 알려져 더는 장 트러블로 고생하는 사람들이 없

었으면 좋겠고, 물리적·제도적 장벽이 허물어져 '배리어 프리*'
가 실현되길 바라기 때문이다. 장 트러블로 힘들어하는 사람들
의 인생이 확 달라졌으면 좋겠다.

팽만감, 복부 가스, 방귀 등은 과민성 장 증후군의 매우 흔한
증상이다. 하지만 이 환자들의 가장 큰 불만은 따로 있다. 이 증
상이 '내과 의사가 듣기 싫은 호소'의 상위를 기록하고 있다는
것이다. 의사가 환자가 안고 있는 문제를 진지하게 보지 않는다
는 의미가 아니라 의사도 환자의 증상을 개선할 방법을 대부분
모르기 때문에 이런 말을 듣는 게 불편하다는 의미다.

TV에서 다양한 약 광고가 흘러나오고 증상을 개선해준다고
선전해도 실제로 눈에 띄는 효과는 없다. 가스가 차는 증상을 줄
여준다는 의약품 하나를 예로 들어보자. 약제(藥劑) 가스콘**(성분명:

---

* 배리어 프리(Barrier free)는 사회적 약자(고령자, 장애인 등)도 살기 좋은 사회를 만들자고 주
장하는 사회 운동으로, 약자에게 장벽이 될 만한 시설과 제도를 개선해나가는 데 의의
를 둔다. 장애인을 위한 거주 공간 및 환경 조성, 차별과 편견이 생길 수 있는 법적 조항
개정, 참여 대상에 제한을 두지 않는 문화 사업 추친 등 다양한 형태로 존재한다.

** 디메티콘을 주성분으로 하는 의약품으로 가스로 인한 복부 팽만, 장내 가스 제거, 위
내시경 검사 시 위에 있는 점액 분비물 제거 등의 효과가 있다. 참고로 실리콘계 유기
화합물인 디메티콘은 표면 장력을 낮춰 불필요한 기포를 없애는 작용을 해 우리나라의
경우 화장품의 원료로 주로 쓰인다. 유사한 의약품으로 가소콜액을 들 수 있는데, 디메
티콘과 이산화규소(Silicon dioxide)의 혼합물인 시메티콘(Simethicone)을 주성분으로 하며,
위내시경 전에 이 약을 복용하면 장내 가스를 제거할 수 있다. 대장내시경 장 처치 시에
는 마지막 단계에 이 약을 1포 복용한다.

디메티콘Dimethicone)은 실제 효과는 크지 않으며 증상 완화를 느낄 수 없다는 평가가 대부분이다.

가스콘 등의 약은 가스 기포를 파괴하는 역할만 담당하기 때문에 근본적인 체내 가스 발생량을 줄일 수 없다. 비교적 치료가 쉬운 변비나 설사 같은 다른 소화기 증상과 달리 팽창감, 복부 팽만, 고장[*](鼓腸)은 치료가 훨씬 어려우며 내과 의사에게도 환자에게도 큰 실망과 초조함만 줄 뿐이다.

과민성 장 증후군 치료를 담당하는 내과 의사는 '로마 기준'이라는 진단 도구를 사용한다. 로마 기준을 만들 당시 팽창감, 복부 팽만, 고장은 과민성 장 증후군에 있어서 그리 중요하지 않은 증상이라 여겨졌다. 전문가들은 과민성 장 증후군의 주요 증상 중 육안으로 알기 쉬운 설사나 변비, 복통에 주목했다.

많은 환자를 진찰하다 보면 복통도 설사도 변비도 아닌, 가스나 복부 팽만 같은 불쾌감으로 고통받는 환자가 얼마나 많은지 알 수 있다. 그러나 최신판 로마 기준(로마IV)에도 '복부 불쾌감' 항목이 없기 때문에 '불쾌감이 들어도 복통이 없으면 과민성 장 증후군이 아니다'라고 판단한다.

과민성 장 증후군으로 고통받는 사람들은 반드시 방귀나 가

---

[*] 장에 가스가 비정상적으로 차올라 복부가 불룩 팽창하는 질병. 위장 복막염을 원인으로 하는 복막성과 소화 불량, 장관 마비 등 장성(腸性)으로 분류한다.

스, 복부 팽만(팽창감이나 위화감) 증상을 호소한다. 식후에 나타나는 이 증상은 자리에 앉아있을 수 없을 만큼 배가 팽창하는 게 특징인데, 마치 임산부처럼 배가 불룩하게 불러오고 식은땀이 나기도 한다. 식후에 한동안 지속되는 폭풍 같은 증상을 참아내면 한결 편안해지지만 다음 식사 때 다시 배가 부풀어 올라 곤혹스럽다.

복부 팽만은 예전부터 과민성 장 증후군의 가장 큰 특징으로 알려졌지만 연구자들은 가스의 원인을 정확히 이해하지 못했다. 1980년대에 이르러서 연구자들은 더 간단히 파악할 수 있는 증상에 집중하게 됐다. 설사나 변비 등에 초점을 맞춰 이와 직결되는 약제 개발에 박차를 가했다. 당시에는 어느 누구도 복부 팽만감의 치료법을 알지 못했고 설명할 수도 없었다. 그래서 로마 기준을 작성한 전문가들 역시 팽만감이나 복부 가스 등을 '중요하지 않은 증상 목록'으로 분류한 것이다.

아무런 진전이 없던 이 분야 연구는 유럽 연구자들이 24시간 장착하는 전자 벨트를 개발해 복부 둘레를 지속적으로 측정할 수 있게 되면서 바뀌기 시작했다. 그 결과 과민성 장 증후군 환자는 정상인보다 복부 팽만이 훨씬 심하다는 사실이 밝혀졌다.

아침에 일어났을 때는 비교적 정상에 가까우나 낮부터 밤 사이에 식사를 하면서 점점 위가 부풀었다가 자고 난 다음 날 아침에 다시 정상으로 돌아온다. 연구가 거듭되면서 복부 팽만이 과민성 장 증후군 환자의 전형적인 패턴이라는 사실이 명확해졌다. 같은 시기 T.S. 킹 박사는 추가 연구를 통해 건강한 사람에 비해 과민성 장 증후군 환자가 생성하는 가스양이 훨씬 많다는 사실을 증명했다. 복부 팽만감이나 가스 문제 등이 과민성 장 증후군의 본질임이 밝혀진 것이다.

소장 내 세균이
만들어내는 가스

가스(Gas)의 어원은 그리스어의 '카오스(Khaos)'이다. 말 그대로 소화관에 쌓이는 가스는 혼돈 그 자체이다. 건강한 사람은 매일 몇 리터의 가스를 발생한다. 하지만 대부분의 가스는 항문에서 바깥으로 배출되는 것이 아니라 장에서 흡수된 뒤 호흡을 통해 입 밖으로 나간다.

장관 내에서 생성한 가스 대부분은 장내세균이 발효하며 만들어내는 수소가스, 메탄가스, 이산화탄소이다. 이들은 아무리 방귀를 참아 항문으로 내뿜지 않으려 애써도 결국 날숨에 섞여 몸 밖으로 나간다. 수소나 메탄, 이산화탄소는 장관에서 흡수돼 혈액 속에 녹아들어 폐로 이동한 뒤 날숨에 섞여 빠져나간다. 다만 수소나 메탄가스, 이산화탄소는 무취 성분이며 악취의 원인인 역한 가스(황화수소 등)는 날숨으로 배출되지 않을 뿐이다.

흔히 변비가 생기면 입 냄새가 심해진다고들 하지만 이는 사실이 아니다. 킹 박사가 조사를 시작하기 전, 그러니까 1970~1980년대에는 연구자들도 과민성 장 증후군 환자와 그렇지 않은 대조군이 배출하는 가스양 차이를 확연히 알지 못했다. 장 속에서 발효로 인해 생겨난 가스가 정말로 다시 장으로 흡수돼 폐로 이동하는지, 날숨과 섞여 몸 밖으로 나가는 가스양은 어느 정도인지 계산하지 않았기 때문이다. 킹 박사는 밀폐된 실내에서 과민성 장 증후군 환자와 건강한 대조군의 가스 배출량을 측정했다. 평소 호흡을 통해 배출하는 가스 및 직장을 통해 나오는 가스 전부를 측정해 오류를 수정한 것이다.

그 결과 과민성 장 증후군 환자는 대조군보다 세균에서 유래한 가스를 약 5배 이상 생성한다는 게 밝혀졌다. 킹 박사의 연구로 과민성 장 증후군 환자가 건강한 사람보다 세균 유래 가스를 훨씬 많이 생성한다는 사실은 입증됐지만 한 가지 오류는 있었다. 정작 원인을 "대장 내 세균이 너무 많기 때문"이라고 잘못 설명한 것이다.

과민성 장 증후군 연구는 킹 박사의 연구를 선행으로 꾸준히 이어졌다. 일본의 다른 연구자는 과민성 장 증후군 환자의 복부

X-레이 사진과 대조군 피험자의 복부 X-레이 사진을 비교했다. 그리고 과민성 장 증후군 환자의 소장 내에 아주 많은 가스가 있다는 사실을 발견했다.

과민성 장 증후군 환자는 실제로 복부 팽만감을 자주 호소하고 세균에서 유래한 가스를 건강한 사람보다 훨씬 많이 생성한다. 이 과정으로 소장이 가스로 가득 찬다는 사실도 밝혀졌다. 즉, 과민성 장 증후군의 주요 원인이 소장 내 과도하게 늘어난 세균 때문일 거라는 가능성을 증명한 것이다.

그러나 세균 이상 증식과 과민성 장 증후군의 관계성에 관한 새로운 견해가 과민성 장 증후군을 치료하는 의사에게 인지될 때까지는 시간이 걸린다. 앞서 말했듯 과민성 장 증후군을 정신 질환으로 보고자 하는 사고방식이 여전히 뿌리 깊게 박혀있기 때문이다. 헬리코박터 파일로리균이 소화성 궤양의 원인이라고 발표했을 당시 해당 연구자들이 철저한 비판과 조소를 받았던 것과 마찬가지다. 지금은 물론 그 연구자들이 옳았다고 누구나 인정한다. 과민성 장 증후군의 진실도 하루 빨리 다수의 상식이 되길 바랄 뿐이다.

1990년대 마크 피멘텔 박사 팀은 과민성 장 증후군과 세균 이상 증식의 관계성을 호기 검사로 검토했다. 한 과민성 장 증후군 환자가 담당 내과 의사에게 항생 물질을 복용하는 동안에는 증상이 좋아진다고 말했는데, 이를 들은 의사들이 서서히 감을 잡는 시기와 맞물린다.

몇 년 동안 과민성 장 증후군으로 고통받던 한 환자는 충치 치료 후 2주간 항생 물질을 복용하며 독특한 경험을 했다. 환자는 자주 다니던 내과 의사에게 "치과 치료 후 2개월 동안 과민성 장 증후군 증상이 크게 좋아졌지만 이후 다시 원래대로 돌아갔다"고 말했다. 그녀는 항생 물질과 과민성 장 증후군 증상의 일시적인 개선이 어떤 관계인지 궁금했다. 하지만 의사는 이 질문에 단순한 우연일 뿐이라 답했다.

반면 이 이야기를 들은 마크 피멘텔 박사 팀은 달랐다. "과민성 장 증후군 환자의 경우 세균 이상 증식 발생률이 매우 높다"는 자신들의 이론과 "과민성 장 증후군 증상이 항생 물질 치료로 크게 개선됐다"는 환자의 경험을 연구의 토대로 삼았다. 즉, 세균 이상 증식으로 환자에게 과민성 장 증후군이 생겼다고 가정하고 항생 물질의 적절한 치료로 효과를 볼 수 있을 것이라 결론지었다. 개인적으로 환자의 목소리를 진지하게 받아들인 그들의 자질에 감탄했다.

사실 피멘텔 박사 팀이 의료 기관에서 시행하던 기존 호기 검사는 이미 "과민성 장 증후군 환자 대부분은 세균 증식을 의심할 만한 수치가 높다"는 것을 증명했다. 그들 중 대다수는 항생 물질을 사용했을 때 증상이 개선됐는데, 연구팀은 이 이야기에 집중해 가닥을 잡았다. 실제로 환자들은 대부분 복부 증상이 정상으로 회복됐다고 느낄 만큼 극적인 개선을 보였다.

그들은 진찰실을 방문한 모든 환자에게 호기 검사를 받게 했고 어느 정도 비율로 장내 이상 증식이 나타나는지 조사했다. 최초 검사에서 200명 이상의 환자를 조사했는데, 그중 76%가 세균 이상 증식 양성 판정을 받았다.

이어서 양성 환자에게 항생 물질 치료를 한 뒤 추적 검사를 시행했다. 환자 대부분이 세균 이상 증식이 대폭 감소하거나 정상 수치를 회복하는 등 과민성 장 증후군이 개선됐다. 이 연구 결과는 2000년에 학술지 〈미국소화기학회지(American journal of gastroenterology)〉에 실렸다. 참고로 이 의학 학술지는 소화기 질환 분야의 최고 권위를 자랑하는 학술지(톱 저널) 중 하나이다.

그들은 추가로 이중 맹검법으로 호기 검사를 반복했다. 불필요한 편향(Bias)을 제거하기 위해 병원을 방문한 환자가 아닌 지역 주민 중에서 피험자를 모았고 검사자는 눈을 가린 상태로 검사에 임했다. 즉, 피험자는 자신의 세균 이상 증식 여부를 전혀 알 수 없는 상태였다.

주민들의 날숨을 회수해 밀봉한 뒤 전원에게 네오마이신(항생물질) 또는 플라시보(위약) 중 하나를 무작위로 나눠주면 대상자들은 이 약을 10일 동안 복용했다. 항생 물질 또는 플라시보 치료 과정이 끝나고 1주일 혹은 10일 이내에 피험자는 다시 병원을 방문해 2차 호기 검사 및 증상 재평가를 받았다.

검사 결과 피험자 중 약 84%에게 세균 이상 증식이 관찰됐다. 네오마이신을 복용한 약 35%의 사람들이 증상 개선을 보인 것에 비해 플라시보를 복용한 사람 중 증상이 개선된 경우는 11%에 그쳤다. 이 차이는 통계적으로 봤을 때 상당히 큰 수치이다. 더욱 눈에 띄는 점은 네오마이신을 복용해 호기 검사 결과가 정상치로 회복한 환자 중 약 75%는 세균 이상 증식도 호전됐다. 이는 이제껏 과민성 장 증후군 환자가 보인 가장 높은 개선율이었다. 그들은 2003년에 이상의 연구 결과를 학술지 〈미국소화기학회지〉에 발표했다.

피멘텔 박사 팀 외에 다른 연구자들이 실시한 추후 연구에서도 세균 이상 증식이 과민성 장 증후군의 큰 원인이라는 사실이 재차 검증됐다. 항생 물질이 증상을 개선한다는 사실 역시 증명할 수 있었다. 그 결과 미국식품의약국(Food and drug administration)은 2015년 5월 과민성 장 증후군 환자에게 항생 물질(리팍시민)을 하루 3번, 14일 동안 사용할 수 있도록 승인했다.

　소장 내에 과도하게 증가한 장내세균 수를 정상으로 되돌리면 증상이 나아진다는 사실은 이미 이견을 달 수 없을 만큼 알려졌다. 각국의 연구자들이 서로 손꼽는 눈부신 성과이다.

공기를 많이 마신다고
가스가 생기는 것은 아니다

세균 이상 증식과 과민성 장 증후군과의 관계가 점차 밝혀지기 시작할 무렵, 맞닥트린 의문 하나가 있다. 과연 과민성 장 증후군 증상에 다양한 종류가 있다는 사실을 어떻게 설명해야 할까 하는 문제였다.

과민성 장 증후군 증상으로 빈번하게 설사를 일으키며 변비는 거의 생기지 않는 환자(설사형 과민성 장 증후군)가 있는가 하면 변비가 주요 증상에 설사는 거의 경험해보지 못한 환자(변비형 과민성 장 증후군)도 있다. 변비와 설사 둘 다 비슷한 정도로 나타나는 혼합형 과민성 장 증후군 환자도 눈에 띈다.

SIBO로 인해 과민성 장 증후군이 발생한 환자가 이토록 다른 증상을 보이는 이유는 무엇일까? 사실 과민성 장 증후군 환자가 변비에 걸릴까 설사에 걸릴까 하는 문제는 세균이 장에서 만들어내는 가스의 종류에 달려있다. SIBO 환자는 호기 검사에서 대부분 두 종류의 가스(메탄 또는 수소) 농도가 높게 나타난다. 참고로 메탄과 수소는 인간이 만들어내거나 입으로 마셔서가 아니라 거의 100% 세균 발효 과정으로 발생한다.

자주 배가 부풀거나 가스가 나온다고 호소하는 환자에게 의사가 "그건 환자가 다른 사람에 비해 공기를 더 많이 들이마시는 습관(공기연하증)이 있어서예요"라고 잘못된 설명을 할 수도 있다. 하지만 이는 사실이 아니다. 대기 중에 떠다니는 수소나 메탄의 양이 그리 많은 편도 아니기 때문에 아무리 공기를 들이마셔도 그 정도로 농도가 올라갈 수는 없다.

무색무취의 수소와 메탄은 거의 100% 장내세균의 발효를 통해 만들어진다. '발효'라 하면 몸에 좋은 거 아닌가 하고 생각하는 사람들도 물론 있을 것이다. 하지만 대장에서 일어나는 적당한 발효는 유익하지만 소장에서 일어나는 과도한 발효는 소장에 큰 부담을 준다. 게다가 대장은 직경 5~8cm나 되지만 소장은 훨씬 가늘어서 3~4cm 정도밖에 안 된다. 이 말은 소장은 원래 가스가 생성되는 장소가 아니라는 얘기다. 소장은 웬만해서는 물로 차 있고 가스는 거의 별견되지 않는다. 하지만 가스가 생기면 가느다란 소장이 빵빵해질 수밖에 없다.

한편 1,000명 가까이 과민성 장 증후군 환자를 호기 검사한 결과 재미있는 사실을 발견했다. 호기 검사에서 메탄 농도만 높았던 거의 모든 환자는 변비형이었다. 참고로 미국에서도 메탄가스로 인해 변비를 호소하는 여성 환자가 늘고 있다고 한다. 아시아는 아직까지 메탄가스를 만드는 메탄 세균을 보유한 사람이 적다고 알려져 있지만 이번 검사 결과는 꼭 그렇지도 않았다. 아시아 여성 중에서도 메탄 세균을 지닌 경우가 상당수 관찰된 것이다. 이는 아시아인의 장내세균이 변화하고 있다는 사실을 말해주는 한 예이다.

동물 실험에서도 비슷한 결과가 나왔다. 소장에 메탄을 주입해 결과를 살펴봤는데, 동물의 장관 이동 속도가 70% 정도 더뎌졌다. 이로써 메탄이 소화관의 장 운동 기능을 떨어뜨린다는 사실을 확인할 수 있었다.

사람의 경우 메탄가스가 많은 사람은 행복 호르몬인 세로토닌 수준이 낮다는 보고도 있다. 세로토닌은 장을 움직이는 호르몬인데, 이 호르몬 분비가 낮으면 변비가 생긴다. 즉, 장내세균이 만들어내는 메탄가스가 과민성 장 증후군 환자의 변비를 유발하는 주된 원인이라는 결론을 내릴 수 있다.

정리하면 수소가스가 발생하기 쉬운 환자는 설사를 많이 하고 메탄가스가 발생하기 쉬운 환자는 변비가 주로 생긴다. 소장 내 세균이 과도하게 발생하는 현상은 동일해도 그 세균이 발생하는 가스가 결국 과민성 장 증후군의 증상을 결정짓는다.

건강 수명과 직결되는
소장 내 가스 유무

최신 연구에 따르며 무산소 환경에서 메탄을 생성하는 세균(고세균·메타노젠)만 없애면 과민성 장 증후군 환자의 변비가 해소된다고 한다. 하지만 항생 물질은 신중하게 사용해야 한다. 게다가 세균의 과도한 증식이 정말로 사라졌는지 확인하기 위해서는 항생 물질 투여 후 다시 호기 검사가 이뤄져야 한다. 단, 교차 연구로 메탄을 발생하는 세균이 모두 근절됐는지 확인하지 않는 이상 변비 완치를 말하기란 매우 어렵다.

메탄이 변비를 일으키는 기전은 매우 흥미롭다. 그중 메탄가스가 장의 움직임을 매우 활발하게 한다는 점은 주목할 만하다. 과민성 장 증후군 환자를 대상으로 호기 검사를 했을 때 메탄 농도가 높은 환자는 수소 농도가 높은 환자에 비해 소장의 움직임이 약 2배 정도 활발했다.

하지만 소장의 움직임은 배변에 오히려 역효과를 일으킨다. 변을 정상적으로 배설하는 방향의 움직임 즉, 소장에서 대장으로 움직이는 것이 아니라 반대 방향으로 활동해 배설 과정에 문제가 생기면서 '변비'가 된다. 변이 소장 내에 정체하는 시간이 길어질수록 탄수화물과 같은 음식물이 장내세균과 접촉해 발효하는 시간은 늘 수밖에 없다. 장내세균은 주로 탄수화물을 원료로 가스를 생성하기 때문에 결국 가스가 필요 이상으로 많아져 환자는 복부 팽창으로 고통받게 된다.

장내세균으로 발생하는 가스는 복부 팽창뿐 아니라 숙주인 인간의 대사에도 영향을 미친다. 메탄가스가 많은 환자에게는 변비가 주로 나타난다. 메타보* 체형에 당뇨병 증세가 심한 경우가 많고 협심증이나 심근경색이 발견된다는 보고도 있다. 특히 만성 변비인 사람은 수명이 짧은 편인데, 발병 15년 후의 생존율이 약 4분의 3에 지나지 않을 뿐 아니라 파킨슨병이나 치매 발병 위험도 매우 높다. 하지만 변비를 제대로 치료하면 10년 후 사망률이 약 12%로 감소한다는 것이 다양한 비교 연구로 드러났다. 즉, 장에서 발생하는 가스는 수명에 영향을 미친다. 장내 가스를

* 정식 명칭은 대사증후군(Metabolic syndrome)이며 여러 가지 성인병(비만·고혈당·고중성지방 혈중·고콜레스테롤 혈중·고혈압)이 복합적으로 나타나는 증상을 말한다.

다스리는 게 예방 의학의 핵심이라고도 말할 수 있다.

소장 내에서 수소가 발생하는 과민성 장 증후군 환자에게는 설사 증상이 생긴다. 이 환자는 대게 마른 체형이다. 수소가스는 거의 모든 세균이 만들어내지만 메탄가스와 달리 소장 운동 같은 생리 기능에 영향을 주지는 않는다. 오히려 설사 증상의 중증도는 소장 내에서 수소를 발생하는 세균 수와 더 관계가 깊다. 수소가스 생산량이 많을수록 설사 증상이 심하다.

메탄가스가 많으면 대사증후군을 앓기 쉬운 것과 마찬가지로 수소가스 발생이 많은 심부전 환자는 사망률이 높다는 사실이 최근 보고됐다. 그리고 섬유 근육통과 비슷한 증상(전신 통증)이 있는 과민성 장 증후군 환자를 검사한 결과 수소 농도가 매우 높다는 게 밝혀졌다. 수소가 섬유 근육통을 일으키는 직접적인 원인은 아니지만 수소 농도가 높을수록 세균 수가 많아져 환자의 증상이 심해지기 쉽다. 참고로 뒷장에서 언급할 저포드맵 식사는 수소가스를 줄여 섬유 근육통 증상을 완화한다.

범인이 수소가스이면 설사, 범인이 메탄가스이면 변비

대부분의 장내세균이 생산하는 수소, 메탄 세균이 생산하는 메탄가스가
SIBO의 대표 증상인 설사와 변비의 원인이다.

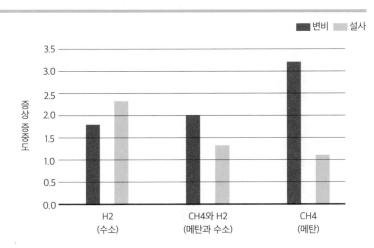

장내 수소가스가 많으면 '설사형', 메탄가스가 많으면 '변비형', 양쪽 다 발생하면
'변비형'이 될 가능성이 높다(이밖에 황산환원균에 의해 냄새가 심한 황화수소를
발생하는 SIBO는 변비와 복통이 생기기 쉽다).

PART
4

소장을 덮친
SIBO라는 난치병

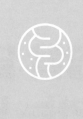

에너지를 제대로 만들려면
소장을 챙겨라

소장을 건강하게 유지하면 기운이 생긴다. 세포의 미토콘드리아가 활성화되기 때문이다. 우리들이 살아가고 활동하는 데 필요한 에너지는 세포 속 '미토콘드리아'라는 공장에서 만들어진다. 하지만 소장의 작용이 나빠지면 미토콘드리아 활성이 떨어져 에너지를 제대로 만들 수 없다.

에너지를 만들지 못하면 수면의 질도 떨어진다. 아침에 일어나도 피로가 가시지 않고 멍한 상태가 이어진다. 이로 인해 면역계에 이상이 생기면 바이러스에 쉽게 노출돼 감기나 위장염도

수시로 찾아온다. 급기야 암 같은 위중한 병에 걸리기도 한다. 건강하게 장수하기 위해서는 무엇보다 소장을 튼튼히 해야 함을 잊지 말자.

인간의 몸은 전체가 네트워크처럼 연결돼있어 소장에 이상이 생기면 그 영향이 온몸의 여러 장기로 전해져 심각한 질환을 일으킨다. 반대로 소장이 튼튼하면 엉킨 실타래가 풀리듯 우리 몸도 건강해진다. 이런 현대인의 소장을 위협하는 질환이 있다. 바로 'SIBO'이다. SIBO라는 용어를 다시 풀어보면 소장내 세균 과잉 즉, 소장 속에 장내세균이 폭발적으로 늘어난 상태를 의미한다.

우리는 원래 장내세균과 함께 살아왔다. 이를 두고 공생이라 할 수 있는데, 인체는 장내세균과 일부 공생하는 편이 생리적으로 유리하다. 하지만 장내세균이 과도하게 증식하면 문제가 생긴다. 예를 들어 대장에 있어야 할 박테리아가 소장 속에 들어가 머물면서 본래 있어야 할 장소인 대장으로 이동하지 않아 SIBO가 일어나는 식이다.

이런 경우 박테리아를 반드시 '유해균'이라 말할 수는 없다. 그러나 유익균으로 여겨지던 박테리아도 과잉 증식하거나 부적절한 장소에서 늘어났다면 큰 문제가 된다. 너무 많은 박테리아가 번식하는 경우와 박테리아가 장소를 잘못 찾아 번식하는 경우 혹은 양쪽 모두 SIBO에 속한다.

스스로도 인식하지 못한 사이, SIBO라는 골치 아픈 질환에 걸린 현대인이 늘고 있다. SIBO에 걸리면 우선 소장에서 가스가 다량 발생한다. 여성의 경우 이 문제를 더 심각하게 받아들인다. "조금밖에 안 먹었는데 금세 배가 빵빵하게 부풀어 임신 5개월이 넘은 배 같아요"라고 고민을 털어놓는 것으로도 충분히 짐작 가능하다.

SIBO는 유럽에서는 이미 꽤 주목받고 있는 증상이다. 그에 비해 아시아의 경우 이 병의 존재조차 모르는 의사들이 많아서 문제가 된다. 환자가 아무리 증상을 호소해도 "조금밖에 먹지 않았다고 하지만 사실은 많이 먹은 거 아니에요?"라며 말도 안 되는 소리를 한다. SIBO에 걸리면 계속되는 설사와 변비, 복통, 방귀, 복부 불편감 등으로 고생한다. 문제는 변비에는 변비약, 설사에는 설사약처럼 단순한 처방으로는 증상이 전혀 나아지지 않는다는 것이다.

소장은
배 속의 검은 상자

지금까지 소장은 의사에게도 검은 상자처럼 여겨졌다. 가장 큰 이유는 내시경으로 관찰할 수 없는 부위였기 때문이다. 입으로 들어가는 위내시경(Esophagogastroduodenodcopy, EGD)이 미치는 곳은 십이지장의 중간 부분까지이고, 항문으로 들어가는 대장내시경(Colonoscopy)으로는 소장의 가장 끝부분(회장 말단부)까지만 확인이 가능하다.

십이지장 끝부터 소장의 핵심부까지는 내시경으로 관찰하기 매우 까다롭다. 소장내시경이 가능한 관도 물론 있지만 이를 삽입하는 과정은 환자에게 상당한 고통을 줘 실제로 관찰할 기회는 극히 드물다. 현재는 다행히 이중풍선 소장내시경(Double balloon endoscopy, DBE)과 캡슐내시경(Capsule endoscopy, CE) 같은 장치가 개발돼 지금까지 제대로 진단할 수 없었던 소장 질환도 올바르게 판단할 수 있다.

또한 의사들은 SIBO 환자의 소장 점막에서 별다른 변화가 관찰되지 않는다는 내용을 상식처럼 생각했다. 그러나 SIBO 환자를 대상으로 캡슐내시경 검사를 하면 세균이 증식해 소장액이 혼탁할 뿐 아니라 소장의 짓무름(erosion) 또는 궤양이 많이 관찰된다. 즉, SIBO로 인해 소장에 심각한 염증이 발생하는 것이다.

이런 상황을 두고 소장에 불이 났다고 표현하기도 한다. 참고로 장내세균의 과도한 증식으로 발생하는 염증은 점막 상피를 자극하는 침습성 세균종(주로 대장균을 비롯한 프로테오박테리아문 세균이 증

가) 때문에 발생한다(55쪽 '인체 장내세균 지도'의 왼쪽 위). 먼저 SIBO로 늘어난 프로테오박테리아문을 자세히 살펴보자. 사실 이 균들은 대부분 몸에 해를 끼치는데, 반대로 말하면 장수한 사람에게는 프로테오박테리아가 적게 발견된다.

프로테오박테리아문의 세균은 통성혐기성균*으로 산소가 있어도 살 수 있다. 대장은 원래 산소가 거의 없는 상태인데, 대장 상피 기능이 약해지면 산소 농도가 약간 높아진다. 이런 곳에 숨어드는 균이 바로 프로테오박테리아문 세균이다. 대표적으로 대장균이나 헬리코박터 파일로리균, 살모넬라균 등을 들 수 있고 이들은 장에 이런저런 악영향을 끼친다.

장에 염증이 생기면 염증 부산물인 N-옥사이드(N-oxide)나 S-옥사이드(S-oxide)도 방출된다. 프로테오박테리아문 세균은 이것을 호흡원으로 삼아 활성화해 소장 내에 염증을 유발하고 흡수 불량과 같은 문제를 일으킨다. 소장에서 일어난 불이 이리저리 옮겨붙어 온몸에 악영향을 주는 격이다. 단지 질병 하나의 문제는 아니다. 현대 의학에서는 우리 몸 어딘가에 만성적인 염증이 생기면 노화가 촉진된다고 본다. 노화를 늦추고 병에 걸리지 않으려면 소장에 난 불부터 꺼야 한다.

---

* 산소가 있는 조건(호기성)에서도, 산소가 없는 조건(혐기성)에서도 살아갈 수 있고 증식이 가능한 균을 의미한다.

소장이 어떤 곳인지, 원래 어떤 역할을 했는지 궁금한 사람들을 위해 소장에 대해 간략히 설명하고 넘어가려 한다. 소장은 배꼽 주변 부위에 있는 '호스' 모양의 장기이다. 음식물이 입으로 들어와서 항문으로 나갈 때까지 지나가는 길을 '소화관'이라 부른다. 이 관은 하나로 연결돼있다. 그리고 이 관은 장소에 따라 각각 입 → 식도 → 위 → 십이지장(소장의 일부) → 소장(공장부터 회장까지) → 대장(맹장부터 상행결장, 횡행결장, 하행결장, S자결장, 직장까지) → 항문이라 부른다.

식도는 삼킨 음식물을 위로 보낸다. 위는 근육 운동으로 음식물과 위액을 섞는다. 소장은 간에서 분비한 쓸개즙과 췌장에서 분비한 췌장액으로 음식물을 소화한다. 대부분의 영양분을 흡수하는 것도 소장의 역할이다. 소장에서 미처 흡수하지 못한 음식물 찌꺼기가 대장으로 이동하면 소량의 비타민과 수분이 대장으로 흡수된다. 그리고 나머지는 변으로 만들어져 체외로 배출된다.

소장은 그야말로 대단한 기관이다. 길이는 본인 신장의 약 3.5배이며 사람에 따라 6~8m에 이르기도 한다. 그에 비해 대장은 1.5m 정도이다. 체내에서 가장 긴 기관인 소장의 특징은 뭐니

인체 소화 기관

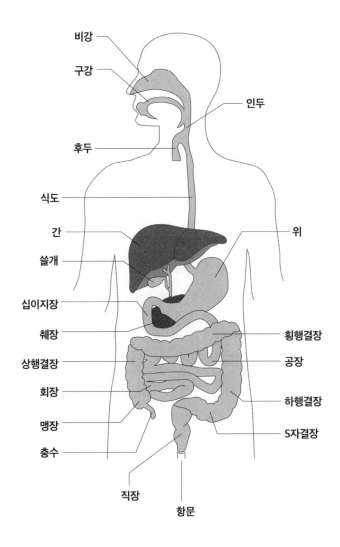

비강
구강
인두
후두
식도
간
위
쓸개
십이지장
췌장
횡행결장
상행결장
공장
회장
하행결장
맹장
S자결장
충수
직장
항문

뭐니 해도 점막에 털이 나 있다는 것이다. 언젠가 과학 수업에서 배웠을 텐데, 소장 점막에는 1㎜ 정도 길이의 융털이 빽빽하게 나 있다. 왜 이렇게 털이 나 있을까?

수건을 떠올려보자. 수*가 높은 수건일수록 수분을 훨씬 잘 흡수한다. 이와 같은 원리로 소장 점막의 털은 음식물의 영양분을 효율적으로 흡수하도록 돕는다. 음식물과 만나는 표면적을 늘리기 위해 융털이 나 있는 것이다.

소장 융털을 다 펴면 그 넓이가 테니스 코트장 크기와 같다고 한다. 소장의 주름 자체도 대장과 비교하면 촘촘하게 접힌 구조이다. 이 촘촘한 주름을 '윤상주름'이라고 한다. 주름이 촘촘한 소장의 구조상 음식물이 산이나 쓸개즙 같은 소화액과 잘 섞일 수밖에 없고, 때문에 음식물이 쉽게 분해된다.

또한 소장은 영양분을 인체가 가장 잘 흡수할 수 있는 형태로 분해한다. 흡수한 영양분은 혈액으로 들어가 인체의 에너지원이 된다. 결국 소장의 작용이 제대로 이뤄지지 않으면 음식물도 에너지원으로 이용될 수 없을뿐더러 미토콘드리아의 고유 기능도 떨어진다.

---

* 원단 1g으로 뽑아내는 실의 길이를 의미한다. 길게 뽑은 실을 가닥가닥 엮어 수건을 만든다. 숫자가 높을수록 실이 가늘고 길다는 뜻이므로 섬유 조직이 더 촘촘하고 그만큼 수분을 잘 흡수한다. 낮게는 30·40수, 높게는 150·170수까지 종류가 다양하다.

그렇다면 장 속에는 어떤 세균이 살고 있을까? 원래 갓 태어난 아기의 장은 거의 무균 상태(최근 한 연구에서 양수 및 태반의 DNA를 분석한 결과 미량의 세균 DNA가 검출돼 양수나 태반도 무균 상태가 아님이 밝혀졌다)에 가깝다. 태어난 지 몇 시간 만에 어머니의 대장균과 연쇄상구균(Streptococcus)이 고스란히 아이에게 옮아가는데, 그 후 장구균(Enterococcus)이나 유산균이 증가해 거의 3주 이내에 대장균군이 감소한다. 대신 박테로이데스(Bacteroides)라는 균종이 대장에서 우위를 차지하고 1세를 지날 무렵부터는 장내 세균총 구성이 안정을 찾는다. 장내세균이 이상 증식을 하지 못하도록 방어 기능을 갖추는 과정이다. 이로써 인간의 장내에는 무려 2,000종 이상, 100조 개에 달하는 세균이 살게 된다.

위산을 억제하는 약이
역효과를 낸다

역류성 식도염 환자가 점점 늘고 있다. 기름진 음식을 먹은 후 가슴이 찌릿찌릿 쓰리거나 속이 거북하고 토할 것 같은 기분이 드는 성가신 질환이다. 얼마 전까지만 해도 역류성 식도염은 과도하게 분비된 위산이 위에서 식도 방향으로 역류해 생기는 병으로 여겨졌다.

현대인의 위산 분비 능력이 20년 전과 비교해 2배 가까이 증가했다는 조사 결과가 있다. 실제로 소화기 내과 의사들은 위산을 억제하는 약을 무절제하게 처방한다. 구체적인 의약품으로 가스터, 아시논 같은 H2 차단제*(H2-Blocker), 다케캬부, 파리엣트 등의 양성자 펌프 억제제**(Proton Pump inhibitor, PPI), 칼륨 경쟁적 위산 분비 차단제(Potassium-competitive acid blocker, P-CAB) 등이다.

하지만 환자들은 약으로 증상이 전혀 개선되지 않는다고 말한다. 심지어 "위산 억제제를 먹으면 오히려 증상이 심해진다"는 환자도 있다. 약이 듣지 않는 이유를 의사들은 잘 알지 못한다. 그래서 위산을 억제하는 약을 먹어도 증상이 나아지지 않는 사람에게 "신경이 예민해서 그래요"라고 말하며 항우울제나 항정신약 처방을 추가한다.

과연 이런 투약이 옳은 것일까? 정신 질환 약을 처방하기 전에 반드시 고려해야 할 사항이 있다. 소화관이 하나의 긴 관이라는 사실을 떠올려보자. "위산을 억제하는 약이 어떤 환자에게는 오히려 속쓰림이나 트림 증상을 악화한다"는 주장의 내막은 이러하다. 소장에서 과도하게 세균이 증가한 SIBO 상태가 되면 소장 내 가스가 과도하게 발생한다. 이런 경우 소화관이 하나로 연

---

* 단백질 분해 산물인 히스티딘으로 인해 생기는 히스타민은 체내에 과잉 축적되면 혈관 확장, 알레르기 유발, 위산 과다 분비 등을 초래한다. 히스타민 작용 결합에 따라 H1 수용체, H2 수용체로 나뉘는데, H2 차단제는 위산 분비를 억제해 위염, 위궤양 등을 치료하는 약으로 쓰인다. 국내 대표적 H2 차단제로는 가스터, 스토가 등이 있다.

** 양성자 펌프를 차단해 위산 분비를 지속적으로 조절하는 약물. 국내 상품명으로는 넥시움, 판토록, 파리엣트, 란스톤, 덱실란트 등을 들 수 있다.

결돼있기 때문에 소장 내 발생한 가스가 쉽게 역류한다. 소장에서 발생한 가스가 십이지장으로 역류했다고 치자. 그럼 이 과도한 가스가 위를 압박하지 않겠는가? 그 압박감으로 가스와 함께 위산이 식도로 역류하게 되는 것이다.

소장에서 발생한 가스가 늘어나면 속쓰림 증상이 생긴다. 원래 위산은 소장 내에 세균이 너무 많이 늘어나지 않도록 조절하는 중요한 기능을 한다. 위산이 잡균을 죽이고 소장 속에 세균 양을 줄여주는 것이다. 하지만 사람에 따라 약으로 위산을 억제하면 위산이 부족해져서 잡균을 죽일 수 없는 경우가 생긴다. 그로 인해 소장 속에 잡균이 폭발적으로 늘어난다.

또 다른 문제는 너무 많이 늘어난 소장 속 세균이 결국 음식물을 분해해 소장 내 가스를 과도하게 발생시킨다는 것이다. 이 가스는 소장에서 위로 역류해 트림을 유발하고 배를 빵빵하게 부풀게 하거나 위를 압박해 위산을 식도로 역류하게 만든다. 위산을 억제하는 약이 오히려 역류성 식도염을 악화하다니 얼마나 아이러니한 일인지 모르겠다. 좋아지라고 처방한 약이 오히려 환자를 고통스럽게 한다. 이를 원하는 의사는 절대 없을 것이다.

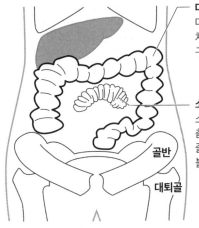

대장 가스
대장은 주름이 굵어서 가스가 차면 크고 두툼하게 부푼다. 누구나 비슷한 형태를 보인다.

소장 가스
소장 주름(윤상주름)은 얇고 촘촘하다. 가스가 차면 가는 줄무늬 모양이 된다. 보통은 볼 수 없는 형태.

골반

대퇴골

소장 가스는 비정상적인 상태(가스 사이로 소장의 촘촘한 윤상주름이 보인다)다.

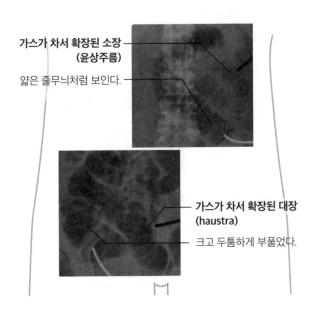

가스가 차서 확장된 소장 (윤상주름)

얇은 줄무늬처럼 보인다.

가스가 차서 확장된 대장 (haustra)

크고 두툼하게 부풀었다.

의사로 인해 오히려 환자가 불이익을 당하는 질환을 '의인성 질환(Iatrogenesis)'이라고 한다. 환자의 치료를 위한 의료 행위가 자칫 새로운 질환을 일으킬 수 있으므로 의사도 환자도 이런 사실을 잘 알고 있어야 한다. 의사가 환자 한 사람 한 사람의 병세를 제대로 파악해 약을 조절해야 하는 이유이기도 하다.

소장은 음식물이 지나는 호스 일부분이다. 다만 소장은 가스 발생이 익숙하지 않은 장기이다. 대장 속은 원래 대량의 장내세균이 있어서 가스를 생성하고 어느 정도 부풀 수 있는 구조로 돼 있다. 하지만 소장은 다르다. 가스가 차는 것은 예상 밖의 일이며 그 압력을 견디지 못한다.

복부 X-레이를 찍으면 보통 대장에 찬 가스가 검은색으로 보이는데, 만약 소장 부위에 이런 결과가 나오면 의사들은 장에 어떤 질환이 있을 것이라 의심한다. 소화관의 이동 문제 혹은 장 폐색, 소장염 등의 질환을 떠올리는 것이다. 반면 소장 가스의 원인이 SIBO라는 사실은 그다지 알려지지 않았다. 참고로 정상적인 소장 상태는 물과 음식물로 가득하고 가스는 거의 존재하지 않는다.

부풀었다 줄었다를 반복하면
소장 기능이 저하된다

지금부터는 소장에 찬 과도한 가스로 어떤 일이 벌어지는지를 살펴보려 한다. 본래 가늘고 긴 형태를 띤 소장에 가스가 차면 풍선처럼 부푼다. 식사를 하면 소장 내에 과증식한 장내세균이 음식물을 먹이 삼아 대량의 가스를 생성하는데, 그 가스로 인해 빵빵하게 부푼 상태가 된다. 물론 가스가 소장을 다 통과하면 원래 상태로 줄어든다. 그러나 식사를 하면 다시 풍선처럼 부풀었다가 또 줄어들기를 반복한다. 풍선도 바람이 들었다 빠졌다를 반복하면 막이 얇아지듯이 소장도 마찬가지이다. 점막 벽이 얇아지거나 구멍이 생기기 쉬워지고 이로 인해 소화 흡수력이 현저히 떨어진다.

알다시피 소장은 영양분을 흡수하거나 면역력을 좌우하는 등 인체에서 매우 중요한 역할을 담당한다. 그래서 소장을 최대 면역 기관이라고도 칭한다. 실제로 온몸에 있는 약 2조 개의 면역 세포 중 70%가 소장의 융털 바로 안쪽에 있다.

앞장에서도 설명했지만 소장이 약해지면 면역력이 떨어져 감기나 독감 같은 바이러스 감염에 노출되기 쉽다. 인간을 나무에 비유하면 소장은 뿌리에 해당하는 셈이다. 제 능력을 상실하면 온몸에 그 여파가 미칠 수밖에 없다.

식후 복부 팽만, 방귀, 변비와 설사 같은 장 트러블이 일어남은 물론이고 그밖에 여러 증상이 나타난다. 우울증 같은 정신 질환, 여드름, 거친 피부, 하지불안 증후군(Restless legs syndrome) 그리고 비만, 심부전, 간부전, 신부전 등의 원인이 된다.

SIBO 환자의 장내세균은 어떤 상태일까? 건강한 소장과 SIBO 환자의 소장 차이에 대해 설명하면 건강한 상태의 소장은 대장과 비교해 세균 수가 적어야 정상이다. 소장은 십이지장, 공장, 회장 세 부분으로 나뉘는데, 특히 십이지장은 위산으로 인해 무균에 가까운 상태이다. 그러나 공장 → 회장으로 갈수록 점점 장내세균 수가 늘어난다.

숫자로 표시하면 대략 이렇다. 위 속 세균 수는 1㎖당 1,000개 정도, 소장의 장내세균 수는 1만 개 정도이다. 공장에서는 1,000~1만 개(10^3~10^4개)가 발견되고 회장 가장 끝부분의 세균 수는 1,000만~10억 개(10^7~10^9개)로 추정한다. 그에 비해 대장의 장내세균 수는 100억~1조 개(10^{10}~10^{12}개)로 폭발적인 양이다.

정상인의 위·소장·대장 내 세균 수

소장 내 세균 수는 보통 10만 개 이하로 대장과 비교하면 매우 적다.

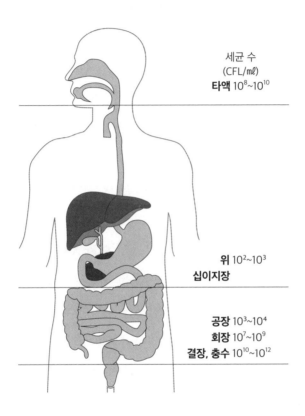

세균 수
(CFL/㎖)
타액 $10^8 \sim 10^{10}$

위 $10^2 \sim 10^3$
십이지장

공장 $10^3 \sim 10^4$
회장 $10^7 \sim 10^9$
결장, 충수 $10^{10} \sim 10^{12}$

위장 문제를 안고 있는 사람의 소장 내에는 세균이 증가한 상태

- **건강인:** $10^2 \sim 10^3$
- **과민성 장 증후군**
- **기능성 소화 불량** $\left. \right\}$ $10^3 \sim 10^7$
- **SIBO:** 10^5

소장 내 세균 수는 대개 왼쪽에서 제시한 수치
(공장액을 배양해서 얻은 세균 수)와 비슷하다.
배양할 수 있는 세균 수는 제한적이기 때문에
실제 존재하는 수와 약간 차이가 있다.

숫자로 비교하면 대장보다 소장 내 세균이 얼마나 적은지 알수 있다. 이는 소장에서 세균이 증가하지 않도록 인체 여러 방어 시스템이 작동하고 있음을 의미한다. 건강한 사람일수록 장내세균 종류도 다양하다. 세균 종이 다양할수록 면역력이 높아져 몸 전체 건강에 도움이 된다.

SIBO 상태에 빠져 세균이 한꺼번에 10배까지 늘어난 환자의 소장을 자세히 들여다보자. 이들은 장내세균이 증가했을 뿐 아니라 종의 다양성도 잃어버린 채 소수 세균만이 폭발적으로 늘어있다. 그리고 SIBO 환자 중 50%는 장 점막의 흡수율이 비정상적으로 높아져서 소장으로 들어가면 안 되는 물질까지 그대로 통과시킨다. 이를 '장 점막 투과성 항진'이라 부른다.

원래 장 점막은 음식물의 영양분을 제대로 흡수하기 위해 점막에서 장 혈관까지 골고루 영양분을 투과한다. 이 기능은 매우 정상적이다. 하지만 장 점막 투과성이 높아졌다면 말 그대로 '새는 상태'로 봐야 한다. 즉, 기존에는 통과할 수 없었던 세균이 만들어낸 독소, 소화가 덜 된 영양분까지 모두 지나는 것이다.

소장을 그물의 그물코라고 상상해보자. SIBO 환자는 그물코가 헐거워 심하게 말하면 구멍이 뚫린 상태로 볼 수도 있다. 이렇게 새기만 하는 장은 결국 다양한 질병의 원이 된다. 이를 '새는 장 증후군'이라 한다.

그렇다면 왜 장이 새는 것일까? 앞서 언급했듯 원래 있으면 안 되는 가스가 소장 내에 발생해 소장이 풍선처럼 크게 부풀고 줄어들기를 반복하는 동안 소장 점막이 손상됐기 때문이다. SIBO 환자는 장내 환경이 흐트러진 결과 평소 증식이 어려운 칸디다 알비칸스(Candida albicans)나 칸디다 글라브라타(Candida glabrata) 같은 곰팡이(진균)의 증가도 관찰된다.

공복 시간에
장은 청소를 한다

인체는 세균 과잉 증식을 억제하기 위해 다양한 방식을 마련하고 있다. 잘못된 종류의 세균이 소화관 바깥 특히, 혈액으로 새지 않도록 면역계를 침입한 세균이나 바이러스, 진균 등의 특정 병원체를 공격한다.

소장내 세균 이상 증식을 막기 위한 주요 방어 수단으로는 입으로 들어오는 세균을 죽이는 위산(위산으로도 죽지 않는 헬리코박터 파일로리균 등 예외가 존재함)과 쓸개즙, 췌장액을 들 수 있다. 그밖에 소형 괄약근 모양의 판막인 회맹판(Ileocecal valve)이 있는데, 이는 대장

내 세균이 소장으로 역류하는 것을 막는다.

소화관 내벽을 따라 존재하는 림프구도 같은 역할을 한다. 림프구는 면역계의 중요한 구성 요소인 백혈구의 동료로, 이물질인 특정 병원균을 공격하는 데 꼭 필요한 역할을 담당한다. 림프구가 생성되는 골수를 제외하면 우리 몸에서 림프구가 가장 많이 모인 곳은 소화관 내벽이다. 림프구는 세균이 장 내벽을 통과해 다른 기관으로 이동하는 것을 막는다.

세균 이상 증식을 막기 위한 또 하나의 중요한 시스템은 소장 특유의 정화 운동 다시 말해, '연동 운동'이다. 소장은 음식물 찌꺼기나 세균을 대장으로 밀어내는 강력한 파동 운동을 한다. 식사를 하지 않을 때 연동 운동은 90분 간격으로 발생한다. 소장의 이 리드미컬한 연동 운동을 '이동성 위장관 복합 운동(Migrating motor complex, MMC)'이라 부른다.

연동 운동이 멈출 때는 몸이 음식물을 소화해 영양분을 흡수하는 동안(식사 중)뿐이다. 즉, 간식을 먹으면 장 청소 운동인 연동 운동이 멈춘다. 때문에 장 정화를 위해서는 주기적으로 공복 시간을 둬 소장의 연동 운동 기능을 단련하는 과정이 꼭 필요하다. 꼬르륵 하는 뱃소리는 장이 열심히 청소 운동을 하고 있다는 증거이다.

최근 배에서 나는 꼬르륵 소리를 들은 적이 있는가? 영양분이 소장에서 혈액으로 흡수되면 다음 식사가 들어올 수 있도록 장은 준비를 한다. 그러기 위해 남은 음식물 찌꺼기를 소장에서 말끔히 제거해야 하는데, 이때 꼬르륵 소리가 날 수도 있다. 이 과정이 매일 약 9회 정도 일어나는데, MMC 기능이 제대로 작동하지 않으면 SIBO가 발생한다.

유해균으로 변하는 유익균

1979년 이후 연구자들은 평균 하루 동안 연동 운동이 일어나지 않으면 세균 이상 증식이 발생한다는 사실을 알아냈다. 1980년대에는 피험자에게 모르핀*을 투약해 연동 운동을 멈추게 하는 연구가 이뤄졌다. 그 결과 시간 경과에 따라 피험자들에게 세균 이상 증식이 발생했다.

세균 이상 증식으로 보이는 과민성 장 증후군 환자는 건강한 피험자에 비해 연동 운동이 평균 70% 감소했다는 사실이 실험으로 검증됐다. 소장의 연동 운동이 원활히 일어나지 않으면 음식 찌꺼기가 소장에 머무는데, 세균 역시 소장에서 대장으로 이동하지 못한 채 그 자리에서 번식한다. 이렇게 소장에서 비정상적으로 번식한 세균은 음식 찌꺼기를 먹고 과도하게 발효돼 수소나 메탄 같은 가스를 대량으로 만들어낸다. 소장 운동에 문제가 생기면 이런 현상 즉, 소장내 세균 과잉 증식이 일어날 수밖에 없는 것이다.

이 기전을 이해하기 위해서는 먼저 세균 감염 경로를 알아야 한다. 예를 들어 식중독을 일으키는 세균은 소장 내 거점을 확보해 증식한 뒤 새로운 환경에서 균총을 형성해야 한다. 이때 세균은 식중독균이 변으로 배출되지 않도록 연동 운동을 멈추게 할 필요가 있다. 보통 세균 감염이 일어나면 해당 세균은 인체의 장을 자기 편의대로 조종하려는 경향을 보인다. 가령 캄필로박터**(Campylobacter) 같은 식중독균은 외부로부터 침투해 인체에 해를 입히는 것으로 알려져 있다.

문제는 SIBO를 일으키는 균은 딱히 외부에서 침입하지 않으며 원래 대장 속에 존재하던 균이라는 사실이다. 하지만 기존에 유익균으로 작용하던 균이라 해도 대장에 존재해야 할 균이 연동 운동 약화로 소장에 침입해 증식하면 유해균으로 둔갑한다. 장내세균이 과도하게 증식해 가스를 생성하기 때문이다. 가스가

---

* 진통을 다스리는 데 효과적인 항정신성 의약품으로 아편에서 추출한다.

** 덜 익은 육류나 날 음식을 먹었을 때 혹은 그것들과 접촉한 다른 식품을 먹었을 때 식중독을 일으키는 균이다. 장관에서 세균이 증식해 점막에 점착한 뒤 점막 내로 침입하며 감염 후 설사, 열, 복부 경련 등을 유발한다.

늘어나는 상황이 익숙하지 않은 가느다란 소장은 부대낌을 느껴 결국 복부 팽만, 설사, 변비 등의 증상을 낳는다.

SIBO는 입에 있어야 하는 구강 내 세균이 소장에 자리 잡아 증식하는 유형과 대장에 있어야 할 세균이 소장에서 증식하는 두 가지 유형이 있다. 그리고 대장형 SIBO 쪽이 비타민 결핍 등을 유발해 더 심각한 상황을 낳는다는 보고가 있다.

부동산과 마찬가지로 장내세균에게 있어 가장 중요한 문제는 입지 조건이다. 세균은 몸속 원래 있어야 할 장소에 있으면서 제 역할을 다할 때 유익균 역할을 한다. 잘못된 장소로 이동하면 문제가 발생할 수밖에 없다. 적은 외부가 아니라 우리 내부에 있다.

오랫동안 의사들은 외부에서 원인을 찾았다. 하지만 사실 인체 속 장내세균을 주시해야 과민성 장 증후군의 원인을 정확히 밝혀낼 수 있다.

SIBO를 일으키는
다양한 원인

연동 운동의 결여가 세균 이상 증식을 일으킨다는 것은 앞에서 언급했다. 그밖에 세균 이상 증식을 일으키는 원인은 다음과 같다.

① 회맹판(Ileocecal valve)의 기능 문제

회맹판은 소장과 대장의 결합 부분으로 대장 속 세균이나 아직 소화되지 않은 음식물 찌꺼기 등이 소장으로 역류하는 것을 막는다. 충수염 등의 수술로 회맹판이 잘 안 닫히는 환자는 대장 내 세균이 소장으로 역류해 증식하기 쉽다. 충수를 절제한 SIBO 환자는 재발 확률이 높다.

② 췌장 효소 분비 장애

췌장 기능 장애, 만성 췌장염도 SIBO의 원인이 된다.

③ 쓸개 절제술

쓸개에서 담즙이 농축되면 비로소 항균 작용을 한다. 그러나 쓸개를 제거하면 담즙산에 의한 항균 작용이 약해져 장관 속에 세균이 늘어나 문제가 생긴다.

④ 장까지 퍼진 자궁 내막염(자궁 내막의 비정상적인 성장)

자궁 내막 조직이 소장이나 대장 점막까지 퍼진 환자는 SIBO 뿐 아니라 장 협착(장이 좁아지는 것)까지 일으킬 수 있다.

⑤ 크론병

장 협착을 동반하는 경우 더 위험하다.

⑥ 위산 부족

위산을 억제하는 약을 복용했거나 헬리코박터 파일로리균 감염에 의해 만성 수축성 위염이 일어난 경우, 위 절제 수술을 한 환자의 경우 위산 부족으로 SIBO가 발생할 수 있다.

⑦ 복부 수술

복부 수술로 장 유착이 일어난 경우 혹은 소장 구조를 바꾸는 수술을 한 경우에 발생하기 쉽다.

⑧ 소장 게실

십이지장, 공장, 회장 등 장관이 과하게 확장되는 증상을 뜻한다. 이밖에 장관 아밀로이드증, 만성 가성 장폐쇄 증후군(Chronic intestinal pseudo-obstruction syndrome, CIPO) 등 소화기 질환을 앓고 있는 환자에게 SIBO가 나타난다.

기타

- 에이즈 혹은 HIV* 관련 장 질환
- 전신 질환(당뇨병, 간경변, 갑상선 기능 저하, 파킨슨병, 피부 경화증 등 교원병)
- 노화, 고연령, 여성, 설사형 과민성 장 증후군
- 알코올·탄수화물 등의 과잉 섭취(무분별한 식생활)
- 스트레스
- 면역 글로불린 A(Immunoglobulin A, IgA)의 저하

---

* 후천성 면역 결핍증을 일으키는 바이러스.

위하수는
사실 건강에 좋다

'위하수(Gastroptosis)'라는 단어를 잘 알 것이다. 위가 골반 쪽까지 내려온 상태를 의미한다. 식사를 하면 하복부가 불룩해져서 배가 터질 듯 고통스러운 증상이 위하수 때문이라 여기는 사람도 있다. 하지만 그것은 오해이다.

소화기학의 세계적인 교과서라 불리는 일명 《보카스(Bockus gastroenterology)》라는 책에는 1940년대에 이미 '위하수는 병이 아니다(병적 의의가 없다)'라는 내용이 적혀있다. 그뿐 아니라 위하수는 다양한 장 트러블을 억제하는 작용이 있다고 보고된다. 즉, 위하수는 건강에 좋다는 뜻이다.

위하수인 사람은 그렇지 않은 사람에 비해 위 불쾌감이 적고 비만이 거의 없으며 혈당 수치나 혈압, 중성지방 수치가 낮고 체내에 유익한 HDL 콜레스테롤 수치가 높다. 요즘 같은 과식 시대에 건강을 지키는 데 유리하게 작용한다. 그렇다면 위가 메슥거리거나 더부룩한 이유는 무엇일까? 이는 '기능성 소화 불량'이라는 다른 질환 때문이다.

위하수는 누명을 썼다. 위 바륨 검사를 받은 4만 1,162명 중 위하수로 진단받은 사람은 5%이다. 매년 위하수 진단 여부를 조사해보면 같은 사람이 2차 위하수 진단을 받는 경우는 14.4%, 3차

위하수

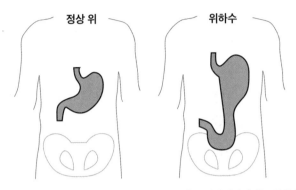

정상 위 | 위하수

여성에게 있어 위하수는 위 통증을 가라앉히는 데 효과적이다. "나는 위하수라서 증상이 나아지지 않을 거야"라며 자포자기할 필요가 없다는 얘기다. 지금 가지고 있는 장 트러블은 기능성 소화 불량으로 나타났을 가능성이 크며 이는 치료가 가능하다.

정상 위와 폭상위의 형태 차이

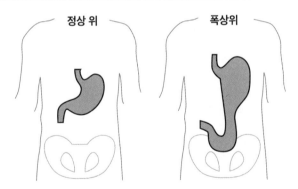

정상 위 | 폭상위

위 형태 이상으로 불쾌한 증상이 생기는 것은 '폭상위(Cascade stomach)'이다. 이는 위 일부가 등 쪽으로 강하게 굽어있는 상태를 뜻한다. 위하수와 달리 폭상위는 건강상 문제가 되는데, 상부 소화관 증상 특히, 속쓰림의 독립 위험 인자다.

위하수 진단을 받는 경우는 겨우 1.4%, 4차 위하수 진단을 받는 경우는 0%였다.

위하수는 병이 아니며 위 형태의 일시적인 변화일 뿐이다. 영구적인 상태가 아니므로 계속 구부러져 있는 사람은 극히 드물다. 더욱이 배가 불룩하게 나오거나 부푸는 것은 위하수와는 아무런 관계가 없다. 이 책 서두에도 언급한 것처럼 위장은 상식만으로는 언뜻 이해할 수 없는 부분이 많다는 것을 명심하자.

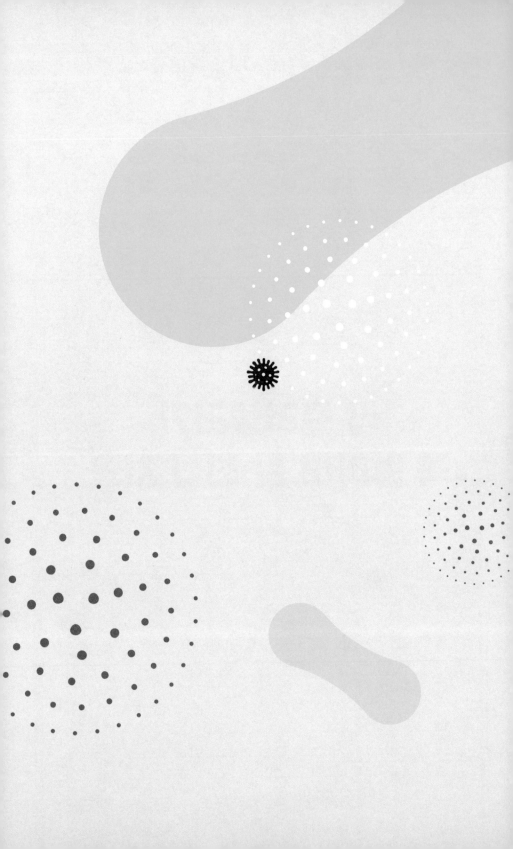

PART
5

장 트러블러가
꼭 알아야 할 최신 치료

서양식 식사가
장 방어벽을 무너뜨린다

SIBO는 치료하기 힘든 새는 장 증후군을 유발하는 주요 원인이다. SIBO가 되면 세균 독소(LPS, 내독소)가 장에서 새어 나와 혈액으로 들어가는데, 미생물을 포함한 이런 유독 물질을 'MAMPs'라 한다.

인체의 장벽(腸壁)은 겨우 수십 미크론(㎛)밖에 안 되는 얇은 단일층 구조인데, 이를 장관 상피세포 층이라 부른다. 이 내막이 몸 외부와 내부를 구분하고 물 한 방울도 새지 않게 지탱한다.

본래 장은 세균이나 소화가 덜 된 단백질이 장에서 새어 나오지 못하도록 지키는 '방어벽 기능'을 담당한다. 우선 대장 점액은 장내세균의 공격으로부터 장 점막을 보호한다. 장내세균의 역습으로 인한 몸의 피해를 줄이기 위해서는 이 방어벽 기능을 높여야 한다. (165쪽 그림)

대장 점액층은 신기하게도 2층 구조를 이룬다. 장 점막 쪽(안쪽)은 뮤신*으로 이뤄진 점액층(내층, Inner layer)인데, 이곳은 장내세균이 서식하지 않는 일명 '비무장 지대'이다. 그리고 그 바깥쪽인 점액층(외층, Outer layer)은 특수 세균만이 서식할 수 있다. 아마도 인간을 돕기 위해 이곳에 공존하는 것으로 보인다. 장내세균은 외층으로는 갈 수 있지만 내층으로는 이동할 수 없다. 안팎을 구성하는 2층 점액층은 몸 안으로 세균이 접근했을 때, 이들이 장 점막 내부로 침입하지 못하도록 막는다.

인체의 장을 지켜주는 점액층(뮤신층)은 서양식 식습관으로 점점 얇아지는 특징이 있다. 이는 서양식이 '고지방식'이기 때문이다. 지방은 뮤신층을 얇게 만든다. 그러면 장내세균과 장 점막 상피세포의 거리가 좁아져 세균이 몸속과 더 가까워진다.

세균이 장 점막과 가깝다는 것은 위험 신호이다. 당뇨병이나 대사증후군을 앓고 있는 사람일수록 장 환경이 열악해 뮤신층이 얇고, 세균과 장 점막 사이 거리가 가깝다고 보고된다. 실제

---

* 점막에서 분비되는 물질로 점액층에 끈기를 부여한다.

장 점액의 구조

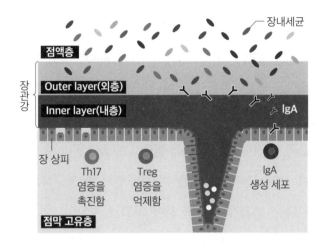

장내세균

점액층

장관강

Outer layer(외층)

Inner layer(내층)

IgA

장 상피

Th17
염증을
촉진함

Treg
염증을
억제함

IgA
생성 세포

점막 고유층

로 당뇨병 환자의 약 24%가 균혈증(혈액 속에서 세균이 검출됨) 증상을
보인다.

　서양식 식사는 지방 함량이 높다는 것 외에 섬유소가 적은 것
도 문제가 된다. 장내세균의 먹이는 식사에 포함된 식이섬유인
데, 서양식만 계속 섭취하면 너무도 당연하게 식이섬유 섭취율
이 떨어진다. 장내세균의 영양원이 줄면 어떻게 될까? 장내세균
이 굶어 죽는다. 굶주린 장내세균이 가장 먼저 먹으려 하는 것은
점액에 들어있는 뮤신이다. 식이섬유의 구조와 뮤신이 지닌 당
사슬 구조가 닮았기 때문이다. 이 과정으로 결국 뮤신층이 허물

어진다.

문제는 거기서 끝나지 않는다. 뮤신층이 파괴되면 점액층은 더욱 얇아지고 장내세균이 내뿜는 유해한 독소(MAMPs)는 장 점막 상피세포를 공격한다. 그 결과 장 점막세포와 세포 사이의 접착(Tight junction, 밀착 연접)이 약해져 장 세포에 틈이 생기게 된다. '장관 투과성 항진' 즉, 새는 장 증후군이 발생하는 것이다. 장내세균은 결국 장 점막으로 침투해 혈액으로 흡수된다. (167쪽 그림)

실제로 서양식(Western diet)을 먹으면 혈액 중 세균 독소(내독소)가 높아진다는 보고가 소화기 분야 최고 학술지인 〈미국소화기학회지〉에 실렸다. 서양식이 장 방어벽 기능을 파괴한다는 증거가 아닐 수 없다. 여러 유독 물질이 침입하면 인체는 이상 반응이라고 판단해 다양한 면역세포를 점막 내부로 투입하는데, 이로 인해 장에 만성적인 염증이 생긴다. 만성 염증을 방치하면 대장암 같은 악성 종양으로 발전할 위험이 있다. 장내세균이 만드는 독소(MAMPs)는 뇌경색이나 심근경색, 간경변, 신장병, 동맥경화을 일으키기도 한다. 이처럼 장이 여러 장기에 영향을 주는 현상을 '장기 연관'이라고 부른다.

새는 장 증후군이 생기면 미생물이 생성한 장내 유독 물질이 몸속에 침입해 온몸을 순환한다. 이런 악순환이 이어지면 뇌경색이나 심근경색 같은 혈관 질환, 비알코올성 지방간 같은 간 질

장의 방어벽 기능

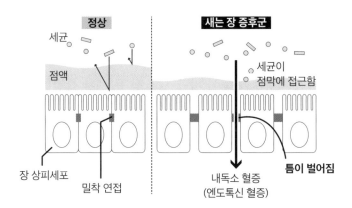

환 등 다양한 전신 질환이 생긴다. 반면 장 방어벽 기능을 높여 주는 식단은 지중해식이다. 지중해식은 장을 지키는 부틸산을 늘리고, 동맥경화를 촉진하는 물질(TMAO)의 생성을 낮춘다.

장 방어벽 기능의 상실, 새는 장 증후군

장은 점액층이나 밀착 연접 등의 방식으로 장 방어벽 기능을 유지해왔다. 세균이 몸속으로 침입하지 못하도록 방어해온 것이 다. 하지만 SIBO가 발생해 장 속에 너무 많은 수의 세균이 증식하면 장 방어벽 기능이 더는 버티지 못해 새는 장 증후군이 된다. 그로 인해 장내세균 독소가 온몸을 순환하면 가벼운 만성 염증(Low grade inflammation)이 계속된다.

자각 증상이 거의 없는 가벼운 만성 염증은 동맥경화를 일으키고 인슐린 저항성을 높여 비만, 당뇨병 등 생활 습관병을 유발한다. 지방간, 간경변 혹은 만성 신장병으로 발전할 가능성이 크다. 다발성 경화증, 파킨슨병, 치매 등과도 관련이 있고 정신 균형을 깨뜨려 우울증을 유발하기도 한다. 따라서 SIBO 증상을 개선하려면 새는 장 증후군부터 예방해야 한다. 지금부터 새는 장 증후군을 악화하는 요인과 예방을 위해 무엇을 주의해야 하는지 살펴보자.

과당

새는 장 증후군을 악화하는 주요 원인으로 '과당(Fructose)'을 꼽는다. 과당은 청량음료*에 많이 들어있다. 과거 미국의 한 음료 제조 기업(대기업)이 만들어낸 과당이 보편화됐기 때문이다. 이 회사는 여분의 옥수수를 발효해 얻은 옥수수 전분(Corn starch) 즉, 과

---

* 알코올 성분을 함유하지 않은 음료를 통칭하며 발포성(탄산 포함)과 비발포성(탄산 불포함)으로 나뉜다. 과즙이 함유된 과일 음료, 스포츠 음료, 콜라·사이다와 같은 탄산음료와 탄산수, 커피, 홍차, 유산균 음료 등을 광범위하게 포함한다.

당을 설탕 대신 주스에 섞어 제조했는데, 그 주스가 폭발적으로 팔리면서 이런 결과를 낳았다.

과당 음료는 매우 달고 맛있지만(설탕의 1.7배) 포만감이 적어 무심결에 많이 마시게 된다. 게다가 과당은 체내로 들어오면 곧장 간에 저장되기 때문에 비만이나 지방간을 유발한다. 또한 장관 투과성이 증가해 새는 장 증후군을 일으킨다. 따라서 SIBO 환자는 과당(과당 포도당액당) 함유량이 높은 주스를 마시지 않도록 주의해야 한다(참고로 과당은 배를 아프게 하는 포드맵 중 하나이다).

술과 기름진 안주

평소 술을 많이 마시는 사람을 대상으로 위내시경 검사를 하면 십이지장 조직에서 세균이 다량 검출된다. 술을 많이 마시는 사람은 대개 SIBO이다.

인체는 '천연 항균 물질'을 지니고 있다. 십이지장에서 상부 공장의 장 점막은 '레그스리(Reg3b, g)'라는 항균 펩타이드를 분비함으로써 세균이 장을 공격해 몸속으로 침투하려는 현상을 막아준다. 그러나 술을 많이 마시면 인간이 원래 지니고 있던 항균 물질이 극적으로 감소해 방어벽 기능이 떨어지고 소화관에 세균이 증식하면서 새는 장 증후군이 된다.

그뿐 아니라 술은 우리 몸에 유익한 유산균을 줄여 새는 장 증후군을 유발한다. 술을 많이 마시면 그 독성으로 인해 긴 사슬 포화 지방산(Saturated long-chain fatty acid, SLCFA)을 생성하는 장내세균이 사멸된다. 그러나 유산균은 다른 장내세균이 만드는 긴 사슬 포화 지방산을 먹이로 살아간다. 즉, 과음은 유산균을 줄일 뿐 아니라 유산균의 먹이까지 차단해 새는 장 증후군을 낳는 것이다.

술자리에서 '술을 마시면 갑자기 기름진 안주가 먹고 싶어진다'는 사람들이 많은데, 이는 생리학적으로 매우 타당한 의견이다. 술을 마실 때 기름진 안주에 포함된 긴 사슬 지방산을 같이 먹어주면 유산균 감소를 어느 정도 억제할 수 있기 때문이다. 단, 기름진 안주를 너무 많이 먹으면 이 또한 문제가 될 수 있다.

진통제

진통제 역시 새는 장 증후군을 유발한다. 아스피린 등의 진통제를 남용하지 않도록 주의하자.

치주 질환을 일으키는 세균

구강 내 세균은 장내세균에 영향을 줘 장이 쉽게 새게 한다. 앞에서도 언급했듯 장 점액이 치주 질환을 일으키는 세균 포르피로모나스 긴기발리스(Porphyromonas gingivalis)에 감염되면 장 밀착 연접을 구성하는 세포 접합 단백질(Tight junction protein 1, Tjp 1)의 발현이 감소해 새는 장 증후군이 생긴다.

치주 질환을 일으키는 세균은 면역 시스템을 교란해 장 염증을 악화한다. 장내 면역세포는 보조 T 세포 17(T helper 17 cells, Th17 세포)과 조절 T 세포(Regulatory T cell, Treg 세포)로 나뉜다. (165쪽 그림) 참고로 Th17 세포는 염증의 촉진, Treg 세포는 염증의 억제를 담당한다. 그런데 장 점액이 포르피로모나스 긴기발리스에 감염되면 장내 세균총이 변하면서 면역 균형이 깨지고 Th17 세포가 우위를 차지해 장염이 심해진다.

치과 의사의 지시에 따라 치아를 청결히 유지하고 치주 질환을 일으키는 세균을 줄이는 게 가장 중요하다. 만약 식사 전에 이를 닦는다면 구강 내 유해 세균이나 수소가스를 생성하는 세균을 덜 마시게 되므로 가스나 배가 부푸는 증상을 줄이는 데 효과적이다.

스트레스

과민성 장 증후군이나 SIBO의 근본 원인이 스트레스는 아니지만 스트레스가 증상을 악화한다는 설명을 한 바 있다. 왜 스트레스는 과민성 장 증후군 증상을 악화할까?

벨기에 얀 탁(Jan Tack) 교수 연구팀은 '전기 충격보다 사람 앞에서 이야기할 때 장이 새는 증상이 더 심해진다'는 내용의 논문을 권위 있는 학술지 <거트(GUT)>에 발표했다. 건강한 지원자 10명 정도를 대중 앞에 세워 연설을 하게 했더니 장관 투과성이 증가해 새는 장 증후군이 생겼다는 내용이었다. 반면 전기 충격과 비슷한 자극을 가했을 때는 새는 장 증후군이 생기지 않았다. 사람들 앞에서 이야기한 것만으로도 장이 새게 되는 것이다. 그 강도는 새는 장 증후군을 유발하는 또 다른 원인인 진통제를 먹었을 때와 비슷했다.

대인 관계로 스트레스를 받으면 뇌의 시상하부는 스트레스 호르몬인 부신피질 자극호르몬 방출호르몬(CRH)을 분비한다. CRH는 뇌에서 장으로 이동해 장 점막 고유층에 존재하는 비만 세포를 자극해 탈과립˙ 증상을 일으키고 히스타민이나 트립타제 같은 물질을 방출하게 한다. 이 물질이 장에 작용하면 밀착 접촉이 약해지고 체내 염증이 일어난다. 결국 장 방어벽 기능이 파괴돼 장 투과성이 증가하는 새는 장 증후군이 된다.

장의 염증은 장 방어벽이 파괴된 틈을 타 세균이 국소적으로 장내로 침투하면서 생기는데, 이때 뇌에서 장으로 연결된 신경 말단은 염증을 복통으로 인식한다. 결국 과민성 장 증후군은 '장

˙ 세포 내 물질이 세포 외로 방출되는 현상으로 비만 세포는 이 과정으로 염증 물질을 방출한다.

방어벽 기능 장애'라고도 말할 수 있는 것이다.

꽃가루 알레르기 환자에게 처방하는 알레르기 약이 과민성 장 증후군 증상을 완화하는 효과를 보이기도 한다. 이는 비만 세포에서 나오는 히스타민의 유해 작용을 알레르기 약이 막아주기 때문이다. 복통이 좀처럼 개선되지 않는 지각 과민으로 오래 고통받아온 환자라면 이 약의 복용을 고민해보자.

심한 운동

"걷기는 괜찮지만 달리기는 안 된다. 심한 운동으로 인해 장이 샐 수 있다."

어떤 논문은 이렇게 주장한다. 심한 운동이 새는 장 증후군을 유발한다는 것이다. 가령 식사 후 운동을 하면 두드러기가 생기는 사람도 있다. 이런 사람은 새는 장 증후군일 확률이 높다. 라면이나 메밀국수를 먹고 쇼핑하느라 계단을 올랐을 뿐인데, 두드러기가 일어난 경우도 있다. 새는 장 증후군일 경우 식후 2시간 이내에 움직이면 이런 일이 발생한다. 이를 '음식물 의존성 운동 유발 알레르기(Food-dependent exercise-induced anaphylaxis)'라 한다. 이 질병도 장 방어벽 기능과 관련이 깊다.

당의 일종인 락툴로스(Lactulose)는 원래 장으로 흡수되지 않는 물질이다. 그런데 건강한 사람이 락툴로스와 땅콩을 먹은 뒤 운동을 하면 장 방어벽 기능이 무너져 락툴로스가 혈액으로 유입된다. 이로 인해 장 방어벽 기능이 무너지면 알레르기를 유발하는 견과류 알레르겐도 혈액 속에 늘어난다. 즉, 과도한 운동이 장 방어벽 기능을 방해하면 알레르기가 생길 수 있다.

식중독

식중독은 SIBO를 일으킨다. 2000년 5월 캐나다 온타리오주 워카톤 마을에서 발생한 일을 예로 들어보자. 농지가 침수될 정도로 큰비가 내린 후 흘러나온 비료 등 오염 물질이 마을 식수의 근원인 우물에 모였다. 그 결과 약 4,500명의 주민 중 2,300여명이 물을 마신 뒤 급성 식중독에 걸렸다. 그중 6명은 사망했고 남은 65명이 입원했다.

3년 후 급성 위궤양을 경험했던 2,300명 중 약 1,000명이 여전히 만성 소화관 질환으로 고생하고 있다. 1,000명은 해당 마을의 50%에 가까운 숫자이다. 식중독 같은 감염병은 감염성 장염 후 과민성 장 증후군 증상을 유발한다. 장내세균의 교란이 일시적으로 끝나는 게 아니라 때에 따라 영구적으로 장 트러블을 일으킬 수도 있다는 것을 시사한다.

급성 위궤양처럼 계기가 분명한 SIBO 환자는 전체 환자 중

20~35%를 차지할 만큼 높은 비율을 보인다. 이는 과학적으로 발증 과정이 입증된 사례에 속한다. 그렇지 않은 경우에는 SIBO 예방을 위해 평소 손을 잘 씻고 식중독을 예방할 만한 대책을 마련해놓아야 한다.

세균과 독소의 관계로
알게 된 것들

심장에는 페이스메이커(Pacemaker) 세포가 있다. 심장의 우심방 쪽에 심장 박동의 수를 결정하는 특수한 심장 세포 덩어리 '동방결절(Sinoatrial node)'이 있는데, 이곳이 심장의 움직임을 조절한다. 페이스메이커 세포가 잘 작동하지 않으면 심장 리듬이 엉켜 부정맥이 생기고 인공 페이스메이커를 삽입해야 한다.

심장에 페이스메이커 세포가 있는 것처럼 장에도 페이스메이커 세포가 있다. 장의 페이스메이커 세포는 '카할 세포(Interstitial cell of Cajal, ICC)'와 '빈쿨린(Vinculin) 단백질'이다. 카할 세포는 소화관 근육층에 존재하며 주기적으로 막전위를 일으켜 장 근육에 전기 자극을 보낸다. 그러면 그 신호에 따라 장이 규칙적으로 수축한다. 다른 한 가지는 빈쿨린 단백질인데, 이 단백질량이 줄어들면 세포가 팽창하거나 수축하지 못해 소화관의 움직임이 나빠진다.

이들 페이스메이커 세포에 문제가 생기면 소장의 움직임이 느려지면서 세균이 소장에 머물게 되는데, 이 과정으로 세균 이상 증식이 일어난다. 본래 대장까지 내려가야 하는 세균이 소장에 머물면서 소장내 세균 과잉 증식(SIBO)을 일으키고 그 결과 과민성 장 증후군이 된다.

그렇다면 왜 페이스메이커 세포가 손상되는지 그 기전을 살펴보자. 캄필로박터균, 살모넬라균, 병원성 대장균, 이질균 등 식중독을 일으키는 세균이 있다. 이들 세균으로 인해 소장이 감염되면 장내에 세포 독성 팽창성 독소 B(Cytolethal distending toxin subunit B, CdtB)가 발생하는데, 이 독성 물질을 인체가 '이물질'로 판단하면 '항CdtB 항체'를 형성한다.

그런데 문제는 세균이 만들어내는 독소인 CdtB의 구조가 인간의 페이스메이커 세포인 빈쿨린과 매우 흡사하다는 점이다. 인체는 세균 독소를 공격하는 항체를 만들면서 실수로 빈쿨린을 공격하는 항체(항항체, Antiantibody)도 같이 만들어냈다. 이 두 가지

항체가 결국 장의 페이스메이커 세포를 파괴한다.

그 이후로는 앞에서 여러 번 설명한 기전과 같다. 소장의 소화관 운동(MMC)에 문제가 생겨 소장 움직임이 더뎌진다. 그로 인해 원래 대장 속에 있어야 할 세균이 소장으로 역류하고, 소장 속에서 폭발적으로 증식해 소장내 세균 과잉 증식(SIBO)을 일으킨다.

실제로 항CdtB 항체와 빈쿨린 항체가 높은 사람은 늘 배가 아프고 잦은 설사로 힘들어한다. 빈쿨린 단백질은 MMC 때 장 수축 신호를 보내는 물질인데, 혈액에서 항체가 검출됐다면 빈쿨린이 손상을 입었다는 의미이기도 하다. SIBO를 가장 잘 일으키는 식중독균은 캄필로박터균이며 SIBO는 위장염에 걸렸을 때 구토 없이 설사만 하는 사람 혹은 여성에게 쉽게 발병한다.

규칙적인 생활이
장을 치유한다

그렇다면 어떻게 해야 새는 장 증후군을 완화할 수 있을까? 당뇨병, 크론병, 궤양성 대장염, SIBO 환자의 경우 장 점액을 만드는 차세대 유익균(아커만시아 뮤시니필라)의 감소 현상이 뚜렷하게 나타난다.

아커만시아 뮤시니필라는 장 점액층을 두텁게 해 점막 투과성 항진을 막고 혈중 내독소 농도를 낮춰 만성 염증을 억제한다. 따라서 비만이나 동맥경화증을 막는 데 효과적이다. 메트포르민은 아커만시아 뮤시니필라를 늘리는 약인데, 당뇨병 약으로도 사용된다. 장관 상피의 밀착 연접을 정상화하는 것으로 알려졌다. 그밖에 변비약의 주성분인 루비프로스톤(상품명: 아미티자*)이 새는 장 증후군을 개선한다. 그리고 크론병에서 나타나는 새는 장 증후군은 아연을 보충하면 완화된다는 게 여러 연구로 증명됐다.

자동차도 전기도 사용하지 않고 예전 삶의 방식을 고수하는 아미시 공동체**를 예로 들어 설명해보자. 이 공동체에 속한 사람들은 알레르기가 없다. 이유는 조절 T 세포를 체내에 다량 보유하고 있기 때문이다. 조절 T 세포는 장 점막의 염증 지표를 낮추는 기능을 한다. 실마리는 '예전 삶의 방식'에 있었다. 결국 규칙적인 생활이 장을 편안하게 한다.

---

* 루비프로스톤을 성분으로 한 변비 치료제 아미티자(Amitiza)는 일본 다케다 제약 회사의 상품이다. 만성 변비, 과민성 장 증후군, 만성 신장 질환 등에 효과적인 것으로 밝혀져 2020년 3월, 한국 제약사인 제일약품과 독점 프로모션 유통 계약을 맺었다.

** 현대 문명을 거부하는 자급자족 공동체 아미시(Amish)는 유럽에서 미국으로 이주한 개신교 종파 중 하나를 믿는 사람들이다. 이들은 여전히 말과 쟁기로 농사를 짓고 전기가 통하지 않아 밤이 되면 등불을 켠다. 생태주의적인 삶에 가까우며 고식이섬유·저지방 식생활을 한다.

이들 조절 T 세포를 늘려 면역력을 높이는 기능을 하는 균도 알아둘 필요가 있다. 현재 '뚱보균'으로 비난받는 후벽균문 세균 피르미쿠트(Firmicute)는 식이섬유를 분해해 부틸산을 만들고 조절 T 세포를 형성한다. 뚱보균이 감소하면 오히려 면역력이 떨어지는 것이다.

오메가-3 지방산을 적극적으로 섭취하라

생선 기름은 소장 점막의 염증 발생을 억제하고 장을 튼튼하게 한다. 고등어, 정어리, 꽁치, 연어 등에 풍부하게 들어있는 EPA·DHA 성분 때문인데, 이들은 오메가-3 계열 불포화 지방산에 속한다. 오메가-3 지방산은 비정상적인 혈액 응고 작용을 개선하는 역할을 한다. 또한 활성 산소를 제거해 소장의 염증을 막는 효과가 있다. 그밖에 들기름, 아마씨유, 차조기유 등을 추천한다. 생선을 싫어하는 사람은 영양 보조제로 보충해도 된다.

현대인의 오메가-3 및 오메가-6의 체내 흡수 비율은 1 대 20 정도이지만 가장 이상적인 비율은 1 대 4이다. 오메가-3 흡수가 늘어나면 장 염증을 막을 수 있는 반면 오메가-6 함량이 높으면 염증이 심해진다.

미국인의 표준 식사로 고안된 SAD(Standard American diet, '슬픈 식사'로도 읽힌다)는 콩기름 비율이 높은 게 특징인데, 이 콩기름이 오메가-6 지방산을 대표한다. 그밖에 홍화씨유, 해바라기유, 옥수수유 등의 식물성 기름도 공기에 노출되면 금방 산화해 트랜스 지방산으로 바뀐다. 대체 기름으로 올리브유, 코코넛오일, 버터오일(정제한 버터)이 있다. 한편 연어는 체내 소장 세포의 골격을 이루는 성분을 다량 함유하고 있어 추천한다.

카페인, 글루텐(Gluten)*, 고포드맵 식사, 가공 당, 가공 식품 등도 멀리하자. 새는 장 증후군 상태에서는 장내세균이 만들어내는 독소(내독소)가 장 점막을 통과해 혈액으로 들어가고, 다시 문맥을 지나 간에 도착한다. 이로 인해 비알코올성 지방성 간 질환(Non-alcoholic fatty liver disease, NAFLD)을 일으킨다. 이 질환은 시간이 지나면서 비알코올성 지방간염(NASH)으로 발전해 심한 경우 간암이나 간경변을 일으킨다.

새는 장 증후군은 어떤 식으로든 간에 부담을 준다. 실제로 당뇨병 합병증으로 주로 나타나는 병 역시 간 질환이다. 당뇨병으로 인해 소장의 운동 기능이 저하하면 SIBO가 되고 늘어난 장내세균이 생성한 내독소가 장에서 빠져나와 간을 망가뜨린다.

---

* 밀·호밀·보리 등 곡류에 존재하는 불용성 단백질로 쫄깃한 식감을 준다.

간을 보호하려면 수분을 충분히 마시는 게 좋다. 다음 장에서 소개할 저포드맵 식이의 일환인 녹황색 채소 특히, 브로콜리 같은 항산화 작용을 하는 채소를 넉넉히 먹도록 한다.

상처 입은 장의 치유를 위해 사골 국물(Bone broth)를 추천한다. 골수와 단단한 뼈를 끓인 국물(고포드맵인 무릎 등 물렁뼈를 끓인 국물은 제외)이다. 뼈를 오래 끓이면 영양가가 높은 액체가 나온다. 사골 국물은 젤라틴을 많이 함유한다. 천연 젤라틴은 소장에 생긴 구멍을 메우는 역할을 한다. 국물은 하루 1~4컵 정도 섭취하는 게 적당하다.

SIBO 환자는 비타민 A·D·E, 아연이 부족하기 쉽다. 그리고 장내세균이 비타민 B_{12}를 지나치게 소비해 쉽게 결핍이 오는 만큼 주의가 필요하다. 어떤 영양소가 부족한지는 모발 미네랄 검사*로 알 수 있다. 미네랄이나 비타민 부족은 혈액보다 모발로 검사하는 편이 장기간 상태 변화를 확인하기 좋다.

앞서 밝힌 비타민 및 미네랄이 부족하다면 근육 주사로 보충해야 한다. SIBO 환자는 식품으로 섭취해도 흡수가 제대로 되지 않기 때문이다. 장 점막 재생에는 L-글루타민이 필수이므로 관련 영양제를 복용하는 것도 효과적이다.

---

* 모근에 가까운 모발을 3㎝ 정도(머리카락이 하루 0.3㎝ 정도 자라난다고 가정했을 때 3㎝는 3개월간의 미네랄 축적 상태를 대변한다) 잘라서 체내 미네랄 수치를 확인하는 검사.

유익균 아니면
유해균?

내원하는 환자들이 가장 많이 하는 질문 중 하나가 바로 유익균에 관한 것이다. 하지만 나는 소화관에 있어서 유익균과 유해균의 구분은 크게 중요하지 않다고 답한다.

'유익균'이라는 개념 자체는 프로바이오틱스(건강에 좋은 영향을 끼치는 미생물)를 제조하는 기업이 만들어냈다. 이들 제품이 전혀 도움이 안 된다는 뜻은 아니지만 일부러 반론하지는 않겠다. 실제로 프로바이오틱스를 먹고 과민성 장 증후군 증상이 개선됐다는 환자도 적지 않기 때문이다. 다만 과민성 장 증후군이나 소화관 건강 전반에 관해서 이것 하나만은 분명히 말할 수 있다. '특정 세균이 전반적인 장 문제를 해결할 수 있다'는 단순한 주장을 옳다고 말하기에는 인체의 장이 너무 복잡한 구조라는 것이다.

프로바이오틱스 중 가장 널리 알려진 두 가지는 락토바실러스 아시도필루스균(Lactobacillus acidophilus)과 비피더스균이다. 하지만 과민성 장 증후군 환자의 변을 조사하면 두 균 모두 건강한 사람에 비해 적게 가지고 있다는 사실이 확인된다. 두 세균의 유효성을 주장하려는 사람들은 과민성 장 증후군의 원인이 '유익균' 부족 때문이라고 말한다. 만약 균의 부족이 과민성 장 증후군의 유일한 문제라면 두 종류의 프로바이오틱스를 보충하면 증상이 크게 개선돼야 한다.

안타깝게도 이를 뒷받침할 연구 결과가 나오지 않은 상황이다. 게다가 다른 연구에서는 프로바이오틱스 보조제가 반드시 안전하지 않을 수도 있다고 지적한다. 설령 치료 목적으로 대량의 프로바이오틱스(아시도필루스균)를 투여했어도 부작용으로 고생한 아이들의 병례만 보고될 뿐이다. 프로바이오틱스를 과다 투여한 아이가 심내막염(심장판막 감염증)에 걸렸다는 내용이 한 예이다. 또한 프로바이오틱스를 너무 많이 섭취한 사람에게 혈액 감염인 패혈증이 관찰됐다는 보고도 있다.

환자 중에는 이제껏 배에 불편한 증상이 하나도 없었는데, 의사의 처방에 따라 유익균 보조제(평균 100배 분량)를 복용하며 문제가 생겼다는 경우도 있다. 수개월 동안 처방받은 보조제를 먹은 결과, 자주 배가 터질 듯이 부풀고 설사가 생겼다는 것이다. 더 나쁜 소식은 보조제 복용을 멈춰도 증상이 전혀 개선되지 않았다. 그런데도 의사는 유익균은 많이 먹을수록 좋다고 말했다고 한다.

이처럼 프로바이오틱스는 만능이 아니다. 과민성 장 증후군 환자 중에는 소장 속에 세균이 과다 증식한 SIBO 환자도 포함되기 때문이다. 이들은 소장 움직임이 나빠서 가만히 있어도 세균이 마구 증식하는데, 유익균까지 추가로 먹었으니 불에 기름을 부은 격이다. 아무리 프로바이오틱스라고 해도 움직임이 나쁜 소장에 들어가면 소장에 그대로 머물러 더 증식한다. 결과적으로는 가스나 대사물이 이전보다 더 많이 생겨서 장 트러블이 악화된다.

유익균을 먹으면 머리가 멍해진다

D-유산산증 상태일 때 브레인 포그 증상이 나타난다. 소장 내 장내세균이 너무 많으면 세균의 주 먹이인 탄수화물을 섭취

한 직후 장내세균이 생성한 'D-유산'의 혈중 농도가 높아지는데, 이때 나타나는 일시적인 운동 실조, 섬망 등의 증상을 브레인 포그 일종으로 본다.

체내 분비 효소인 유산 탈수소 효소(Lactate dehydrogenase, LDH)는 세균이 생성한 D-유산을 분해하지 못해 몸속에 유산을 축적하는 결과를 낳는다. SIBO 환자는 D-유산산증이 생기기 쉽다. 한 연구 보고에 따르면 브레인 포그 환자 중 약 47%가 소장내 세균 과잉 증식을 앓고 있으며, 이들 전원이 비피더스균이나 유산균 보조제를 장기간 섭취했던 것으로 밝혀졌다. 정기적으로 요구르트를 먹었던 사람도 약 37%에 해당했다.

항생 물질인 리팍시민으로 이들의 SIBO를 치료하면서 비피더스균이나 유산균 보조제의 섭취를 금했더니 장 문제가 70% 정도 개선됐고, 브레인 포그 증상은 85% 가까이 없어졌다.

미국소화기학회 관련 학술지에 발표한 한 논문은 '프로바이오틱스는 비피더스균이나 유산균을 대장까지 갈 수 있게 한다고 자랑하고 있지만, 다른 비교 연구에서 이 내용을 확실히 입증하지는 못했다. 대신 소장 운동 기능이 떨어지거나 산 분비가 부족하면 오히려 균이 소장에 정착해 SIBO나 브레인 포그를 일으킬 위험이 있다'고 결론지었다. 특히 유산균은 D-유산산증을 유발하기 쉬워서 혈액이 산성에 치우치면 환자의 브레인 포그 증상을 더 악화할 수 있다고 설명한다.

현대인들 사이에서는 "유익균만 먹으면 괜찮겠지" "비피더스균이나 유산균은 무조건 몸에 좋아" "장 활성화를 위해 프로바이오틱스를 먹어야 해"라는 의식이 널리 퍼져있다. 원래부터 장 상태가 그리 나쁘지 않았던 사람에게는 악영향을 미치지 않을 수도 있다. 그러나 적당한 선을 고려하지 않으면 언젠가 건강을 해칠 수 있다.

실제로 치료를 하다 보면 '장 활성화가 장수의 비결'이라고 소개하는 TV나 잡지를 보고 '하루 세 끼 식사, 발효식품, 낫토, 요구르트'를 열심히 먹기 시작하자마자 문제가 생겼다는 환자들이 꽤 있다. 배가 터질 듯이 부풀고 설사와 복통, 가스가 멈추지 않아 병원을 찾게 됐다는 것이다. 의사 입장으로 볼 때 성실한 사람일수록 실천을 꾸준히 해 더 빨리 증상이 나타나니 안타까울따름이다.

낫토, 요구르트 같은 음식은 고포드맵 식단 구성 식품이다. 이들은 소장에서 잘 흡수되지 않아서 세균의 먹이가 되기 쉽고 장 속에서 급격한 발효를 일으킨다. 사람에 따라 가스, 복통, 설사, 변비 등 장 트러블이 나타날 수 있으니 극단적인 식습관은 삼가도록 한다.

원래부터 장이 안 좋은 SIBO 또는 과민성 장 증후군 환자는 고포드맵 식단을 먹으면 오히려 증상이 더 나빠진다. 필요한 사람에게는 적절한 양의 프로바이오틱스 세균 섭취가 소화관 건강에 득이 될 수 있을지도 모른다. 하지만 소장에 세균이 과도한 상태라면 복부 팽만, 가스의 과도한 생성, 머리가 멍해지는 현상 등을 일으킬 확률이 높으니 주의하자.

소화관에는 300~500종의 서로 다른 세균이 상호작용한다. 그런데 한 종류의 세균을 투여해 다른 세균의 영향을 상쇄하는 것은 기대하기 어려운 결과이다. 장내세균은 공생 관계에 있는 세균이 끝도 없이 복잡하게 얽혀있다. 어떤 소화기계 질환이라도 여러 세균 중 한두 개가 변한다고 하루아침에 치료되지는 않는다. 바다에 콜라 한 컵을 붓는다고 바닷물 수질이 변하지 않는 것과 마찬가지이다.

호기 검사로
SIBO 여부를 알 수 있다

앞에서도 기술한 바 있지만 현재 시점에서 소장내 세균 과잉 증식 (SIBO) 여부를 확인하는 가장 유용한 방법은 호기 검사이다. 호기 검사는 매우 간편하고 고통이 없다. 세균 이상 증식을 진단하기 위해서는 '락툴로스(당) 호기 검사'를 주로 활용한다. 나 역시 락툴로스 호기 검사를 가장 보편적으로 실시한다.

락툴로스는 몸에 흡수되지 않는 유일한 당으로 길이가 5~6m 되는 소장 끝부분까지 이동이 가능하다. 이 검사를 받을 환자는 먼저 락툴로스 시럽을 마신 뒤 3시간 동안 20분 간격으로 내쉬는 숨(호기)의 샘플을 채취한다.

락툴로스 시럽은 소화관을 타고 이동해 바로 소장 내 세균과 접촉한다. 세균은 락툴로스를 먹이로 섭취해 소화한 뒤 발효시키는데, 이 과정에서 이산화탄소·수소·메탄 때로는 황화수소 같은 다양한 가스를 만들어낸다. 호기 검사로는 수소와 메탄만 검출할 수 있는데, 이 두 가스가 장내 여러 세균의 증식을 판단하는 기준이 된다.

건강한 사람은 대장에 세균이 가장 많이 분포한다. 락툴로스 시럽을 마시면 당이 대장에 도착해 세균 발효가 되므로 가스를 생성하기까지 약 2시간이 걸린다. 그래서 건강한 사람은 당을 마신 후 2시간 혹은 그 이상 시간이 지나도 호기 검사로 세균 발효성 가스가 검출되지 않는 것이다.

호기 검사에서 소장 내 수소 농도가 90분 혹은 그보다 빨리 높아지면 문제가 된다. 특히 수소 농도가 기준치보다 20ppm 이상 증가하면 소장 내 세균에 의해 당이 발효되면서 필요 이상의 수소를 생성했다고 판단한다. 일반적으로 수소가스가 20ppm 이상, 메탄가스가 10ppm 이상 증가하면 북미 합의(The North American Consensus) 기준에 따라 SIBO로 진단한다.

호기 검사 결과 세균 이상 증식이 양성으로 나오면 우리 병원에서는 환자에게 일단 10~14일 동안 항생 물질을 투여한다. 과민성 장 증후군 관련 세균 이상 증식을 치료할 때 쓰는 항생 물질은 크게 두 가지이다. 리팍시민*을 우선적으로 사용하고 때에 따라 네오마이신을 처방한다.

리팍시민과 네오마이신을 추천하는 이유는 다음과 같다. 첫째, 두 약 모두 소장내 세균 과잉 증식(SIBO)을 제거하는 데 효과적이라고 증명됐기 때문이다. 둘째, 두 약이 혈액으로 흡수되는 양은 극히 미량이다. 리팍시민은 약 99.6%가 소화관에 머물고 네오마이신은 약 95%가 장에 머무른다. 이 사실이 시사하는 바는 매우 크다. 흡수가 잘 되는 항생 물질은 혈류를 통해 몸의 다른 부분으로 퍼지기 때문이다. 그렇게 되면 간은 물론이고 다른 기관에 부작용을 일으킬 위험이 높아진다.

그러나 리팍시민과 네오마이신은 다른 약들과 달리 소화관에만 작용한다. 과다 증식한 세균에 훨씬 효과적으로 영향을 주는

---

* 현재 국내에서 사용이 금지된 네오마이신과 달리 리팍시민은 장내로 흡수되지 않고 내성이 생기지 않아 흔히 쓰인다. 과민성 장 증후군 및 장내 감염을 치료할 때 사용하며 최대 2주 사용을 권고한다. 참고로 몇 개월 이후 증상이 재발할 가능성이 있다.

셈이다. 이런 '비흡수성'이라는 특징 덕에 리팍시민과 네오마이신이 몸의 다른 기관에서 부작용을 일으킬 확률은 아주 낮다.

이처럼 두 약은 부작용이 거의 없는 항생제이다. 그래서 여성 환자가 질 칸디다증(Vaginal candidiasis)에 걸릴 위험 또한 매우 적다. 또한 몸의 다른 부분에 존재하는 세균에도 영향을 미치지 않으므로 세균 약제 내성(Drug resistance) 즉, 시간이 지나면서 약 효과가 들지 않는 문제를 피할 수 있다. 리팍시민과 네오마이신은 안전성과 유효성 면에서 소장내 세균 과잉 증식(SIBO) 치료에 이상적인 항생 물질인 것이다.

이런 성질은 특히 리팍시민에서 뚜렷이 나타나는데, 과민성 장 증후군 치료 유효성 연구에서도 효과가 명백히 입증됐다. 환자 87명을 대상으로 한 연구 결과에 따르면 10일 동안 리팍시민 투여 코스를 1회 실시한 과민성 장 증후군 환자는 이상 증상이 대폭 감소했다. 치료 후 2개월 동안 효과가 지속됐다는 점도 매우 놀랍다.

앞서 소개한 연구 결과로 약을 계속 투여하지 않아도 되는 과민성 장 증후군 치료법이 최초로 검증됐다. 과민성 장 증후군의 원인인 소장내 세균 과잉 증식을 치료한 증거이기도 하다. 미국 식품의약국에서는 리팍시민을 여행자용 설사병 치료제로 최초 허가했으나, 2015년부터는 과민성 장 증후군 치료에 쓸 수 있게

했다. 특히 소장내 세균 과잉 증식(SIBO)을 동반한 과민성 장 증후군에 효과적인 것으로 알려졌다.

일반적으로 항생 물질은 장내세균을 교란하는 악당이라는 이미지가 강하다. '가뜩이나 장 건강이 안 좋은데, 항생 물질 사용을 늘리다니' 하며 거부감을 느끼는 사람도 물론 있을 것이다. 하지만 소장 내 과다하게 증식한 세균을 식사나 운동만으로 줄이기는 매우 어려운 게 현실이다.

따라서 기약 없이 장기간 항생 물질을 투여하기보다 리팍시민을 사용해 단기간에 장내세균의 수를 원래대로 돌려놓는 치료법을 권하고 싶다. 항생 물질 투여 이후 다시 세균이 늘어난다 해도 장내세균의 균형만 유지할 수 있다면 크게 문제되지 않으리라 본다.

이렇게 말하는 이유는 어떤 치료로도 개선의 기미를 보이지 않던 과민성 장 증후군 환자가 리팍시민 1회 치료만으로 증상이 나아졌기 때문이다. 소장내 세균 과잉 증식(SIBO)이라는 사실을 발견하고 리팍시민을 투여한 결과, 증상 개선은 물론 재발하지 않은 사례도 종종 관찰된다. SIBO 치료에 있어서 리팍시민의 투여는 약 70.8%에 이르는 높은 치료 효과를 보인다.

호산구성 위장염에도
효과적인 성분 영양제

SIBO 치료에 효과적인 또 다른 방법으로 영양제를 들 수 있다. 에렌탈(Elental)은 성분 영양제*로 비타민, 미네랄, 필수 지방산, 그밖에 우리 몸이 정상적으로 기능하는 데 꼭 필요한 1일 권장 섭취량을 포함한다. 에렌탈은 애초부터 완전한 소화 형태인 단백질, 지방, 탄수화물로 구성돼있다.

때문에 에렌탈에는 단백질 대신 단백질을 구성하는 기본 단위인 아미노산이 들어있다. 몸이 필요로 하는 지방산, 글루코스(포도당) 형태로 된 탄수화물도 포함한다. 글루코스는 단당류로 인체가 흡수하기 가장 좋은 형태이다. 즉, 에렌탈의 글루코스는 대부분 에너지원으로 흡수되고 소장 내 세균의 먹이(영양)가 될 양은 거의 남지 않는다. 에렌탈을 섭취하면 소장 내 과도하게 증식한 세균은 먹이가 없어서 굶어 죽을 수밖에 없다. 결국 소장 내 세균 수가 감소할 것이다.

---

* 미국립항공우주국(NASA)에서 비행사의 식사로 개발한 영양제가 기원이 됐다. 연하장애 혹은 소화관 흡수 장애가 있는 경우에 이 영양제를 섭취하는데, 구강으로 직접 섭취하는 경구 영양제와 입 혹은 코에 튜브를 달아 소화관을 통해 장으로 보내는 경관 영양제가 있다. 일본 제품인 에렌탈을 대체할 수 있는 상품으로는 엔커버, 하모닐란 등이 있다. 대개 엔커버는 200·400㎖ 제형이, 하모닐란은 200·500㎖ 제형이 있으며 1㎖당 1㎉가 들어있다.

인간은 필요하면 에렌탈만 먹고도 오랫동안 살 수 있다. 소화하기 좋은 형태이므로 소화관에 부담이 적고 흡수가 잘 된다. 에렌탈로 영양을 섭취하면 그동안 소화관은 충분히 쉴 수 있다. 에렌탈이 포함하는 성분은 거의 대부분이 소화관 초반에 완벽히 흡수된다. 관 초입 60㎝ 이내 즉, 세균 이상 증식이 발생하는 영역에 도달하기도 전(입 쪽)에 흡수되는 것이다.

일본의 경우 에렌탈은 크론병 치료 시 보험 적용 항목이다. 우리 병원도 일반 식사를 하면 소장에 궤양이 생기는 크론병 환자에게 에렌탈을 처방한다. 한 환자는 프로 축구선수인데 에렌탈로 건강을 지키며 필드에서 활약 중이다. 축구라는 격렬한 스포츠를 하는 선수라도 에렌탈로 충분히 영양을 섭취하면 체중이 감소하거나 영양실조에 빠지지 않는다.

1970년대부터 실시한 조사를 통해 에렌탈과 물만 먹고 전체적인 장내세균 과다 상태를 큰 폭으로 줄일 수 있다는 사실이 밝혀졌다. 과민성 장 증후군 환자 100명 이상이 실시한 검사에서는 에렌탈 식사 요법을 2주간 지속한 결과, 세균 이상 증식이 80~85% 근절됐다. 이후 성분 영양제 치료는 세균 이상 증식에 가장 효과적인 대처법으로 손꼽힌다. 실제로 나 역시 과민성 장 증후군과 세균 이상 증식 환자를 에렌탈로 치료해 성공한 사례가 많다.

에렌탈은 소장 내 세균을 줄일 뿐만 아니라 '호산구˚성 식도염'이나 '호산구성 위장염'에도 효과적인 영양제이다. 나는 소장내 세균 과잉 증식과 호산구성 위장염을 지닌 환자를 에렌탈로 치료한 적이 있다. 어떤 치료를 해도 효과가 없던 환자가 대학병원 소화기 내과 의사의 소개로 우리 병원을 찾아왔다. 에렌탈을 써서 극적으로 증상이 개선된 환자는 기쁨을 감추지 못했다.

그다지 널리 알려진 사실은 아니지만 호산구성 위장염, 호산구성 식도염 환자 대부분이 에렌탈로 성분 영양 치료를 1개월 정도 받으면 증상이 개선된다. 호산구성 위장염이나 호산구성 식도염 질환의 본질은 음식물 속에 포함된 알레르겐(성인은 밀기루와 우유가 많음)이 일으키는 '지연형 알레르기 반응'에 있다.

보통 알레르기라고 부르는 알레르기는 '즉시형 알레르기'이며, 먹으면 바로 피부에 두드러기가 생기거나 호흡이 힘들어지는 등 바로 증상이 나타난다. 하지만 지연형 알레르기는 먹은 후 시간이 조금 지난 후 반응해 알레르겐을 알기 힘들고, 면역 글로불린 E˚˚(IgE) 항체 검사나 피부 단자 검사˚˚˚(Prick test)로도 명백한 이상이 발견되지 않는다.

에렌탈은 알레르기 원인 물질이 거의 없어서(항원성이 없음) 에렌탈만 먹으면 다른 음식을 먹지 않아도 좋다. 그 말은 음식물 항원을 전부 배제할 수 있다는 뜻이다. 사실 과민성 장 증후군이 의심되는 사람은 어떤 음식물에 알레르기가 있거나 음식물에 대한 불내증이 있을 수 있다. 알레르기 요인이 큰 과민성 장 증후군 환자는 항원성이 적은 에렌탈이 치료법으로 꽤 유효하다. 그만큼 에렌탈은 안전한 영양제이다.

---

* 호산구는 백혈구의 한 종류로서 특정 감염에 대항하는 역할을 한다. 호산구성 위염은 음식으로 유발할 가능성이 있고, 알레르기 질환을 동반할 확률이 높다. 위벽의 경우 호산구의 침윤이 나타난다. 주로 복통, 설사, 오심, 구토와 함께 체중 감소 등을 초래한다.

** 혈액을 채취해 면역 글로불린 E의 총량 혹은 특정 항원에 대한 항체 반응을 확인하는 검사.

*** 알레르기 질환의 원인 물질인 알레르겐을 찾는 가장 기본적인 검사 방법이다. 검사 액을 떨어뜨린 부위를 소독된 주사 바늘이나 란셋으로 살짝 찌르거나 피부를 약간 들어올려 검사 액을 표피까지 주입한다. 15~30분 뒤 부푼 정도로 결과를 판단한다.

최강의 식사 치료,
저포드맵 식단

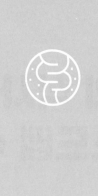

세균이 좋아하는 먹이를
주지 마라

식사 치료의 핵심은 세균이 즐겨 먹을 만한 음식을 피하는 데 있다. 이를 위해 소장에서 소화·흡수하기 어려운 당은 피하는 게 좋다(단, 소화관이 시작되는 약 60cm 정도 부분에서 바로 흡수되는 글루코스 형태는 예외이다). 세균이 가장 필요로하는 영양소가 당이기 때문이다.

소장에서 흡수하기 어려운 형태의 당질이 식사에 포함돼있으면 이 당은 인체에 흡수되지 못한 채 소장 속을 떠다니며 세균의 먹이가 된다. 게다가 세균에 의해 당이 급격히 발효되면 가스가 생긴다. 발효가 천천히 일어나는 셀룰로오스는 별다른 증상이 나타나지 않지만 특정 탄수화물은 급격히 발효돼 가스나 설사 등 장 트러블을 일으킨다.

따라서 SIBO 환자의 경우 저탄수화물식을 추천한다. 구체적으로 말하면 빵이나 파스타 같은 밀가루 식품, 콩류, 우유 및 유제품에 들어있는 락토스(유당) 같은 이당류, 장에서 흡수가 잘 안되는 과당, 인공 감미료를 포함한 폴리올 같은 당질을 제외한 식사이다. 이처럼 소장에서 거의 흡수되지 않아서 쉽게 세균의 먹이가 되고 급격한 발효를 일으키는 당질을 '포드맵(FODMAP)'이라 한다. (203쪽 표)

포드맵은 장내세균에게 있어서 패스트푸드와도 같다. 그리고 이 포드맵을 피한 식사법을 '저포드맵 식사'라고 부른다. 저포드맵 식사는 항간에 퍼진 '장내세균에게 먹이를 줘 장내세균을 늘리자'라는 일반적인 장 활성화 방식과 반대되는 주장을 한다.

지금까지 의사는 배가 부풀어 오르거나 설사를 하는 등 장 트러블로 고민하는 환자에게도 "요구르트를 마시고 우엉이나 아스파라거스 같은 식이섬유를 많이 드세요. 낫토와 김치 같은 발효 식품도 꼭 챙겨 드시고요"라며 한결같은 처방을 내려왔다. 그러나 과민성 장 증후군 환자에게 이런 음식들은 소장의 장내세균 증식을 거드는 역효과를 가져온다. 이 영양소가 모두 장내세균의 먹이가 되기 때문이다.

소장에서 흡수가 잘 안 되는 당질 포드맵

F	Fermentable **발효성 당질**	• 갈락토올리고당 렌즈콩, 병아리콩 등 콩류에 들어있다
O	Oligosaccharides **올리고당**	• 프럭탄* 밀이나 양파에 들어있다
D	Disaccharides **단당류**	• 이당류에 포함된 유당(락토스) 우유, 요구르트 등 유당 함량이 높은 식품에 들어있다
M	Monosaccharides **이당류**	• 과당(프럭토스) 과일이나 꿀 등에 들어있다
And		
P	Polyols **폴리올(당 알코올)**	• 자일리톨, 소르비톨, 만니톨 등 과일이나 버섯류, 콜리플라워 등에 들어있다

저포드맵 식사는 호주 모나시대학교에서 과민성 장 증후군 환자를 치료하는 목적으로 개발됐다. 저포드맵 식사는 궤양성 대장염이나 크론병 환자의 증상을 완화하는 것으로 알려졌으며 최근에는 SIBO 환자에게 응용하는 단계에 이르렀다.

한 가지 분명한 점은 모든 사람의 장에 두루 좋은 음식은 없다는 사실이다. 장 트러블이 자주 일어나는 사람이라면 두말 할

---

* 식물 내에 저장되는 과당의 한 형태.

필요도 없다. 사람의 장내세균은 지문처럼 다양하고 제각각이다. 같은 음식을 먹어도 장 속에서 어떻게 반응할지는 어떤 장내세균을 지니고 있는지에 달렸다. 그렇기에 다가올 미래에는 틀에 박힌 식사 처방 대신 환자 개개인을 고려한 맞춤형 식사법이 반드시 마련돼야 한다.

일반적으로 락토스(유당)를 소화할 수 없는 유당 불내증은 동양인에게 많은 편인데, 과민성 장 증후군 환자 역시 이 증상을 가지고 있는 경우가 대부분이다. 한 연구에 따르면 유당 불내증을 일으키는 원인은 소장 내 특정 세균이라고 한다. 락토스를 섭취하면 이 세균 작용으로 팽만감과 같은 장 문제가 나타난다.

락토스가 체내에서 소화·흡수 가능한 형태가 되려면 길이가 긴 소장(5~6m) 전체를 무사히 통과해야 한다. 그러나 소장 안쪽에 잠복하고 있던 세균 입장에서는 이 락토스가 섭취하기에 가장 이상적인 이당류 형태로 보인다. 대개의 경우 특정 세균을 없애면 락토스 분해와 관련된 세균이 서식할 수 없으므로 환자가 락토스 함유 식품을 먹어도 이렇다 할 증상이 나타나지 않을 것이다. 그러나 락토스가 들어있는 음식물을 계속 섭취하다 보면 관련 세균이 다시 늘어날 가능성이 크다. 이 경우를 대비해 락토 프리 우유(락토스를 처음부터 제거한 우유)를 선택하는 방법이 있다. 일본에서는 유당을 거의 제거한 '아카디'(주식회사 유키지루시 메구미루크

제품)라는 우유를 추천할 수 있다.

설탕 대용으로 쓰는 스플렌다**(Splenda) 등 인공 감미료도 먹지 않는 것이 좋다. 인공 감미료는 저칼로리 또는 0칼로리에 해당하는 공식적인 설탕 대용품이다. 하지만 인체가 소화할 수 없는 당 형태라는 점이 간혹 문제가 된다. 소화·흡수할 수 없으니 먹어도 0칼로리라는 말은 어느 정도 타당하다. 하지만 소장에 과다하게 늘어난 세균은 이 인공 감미료를 먹고 더욱 활발히 증식한다. 즉, 설탕 대용품(수크랄로스나 소르비톨 등)은 '당신에게는 0칼로리, 당신의 장내세균에게는 100% 칼로리'인 셈이다.

실제로 자일리톨 껌(설탕을 사용하지 않는 추잉껌)을 씹으면 배가 부풀어 오르거나 설사가 발생하는 사람들이 있다. 유럽과 미국에서는 이를 '추잉껌 설사'라 부른다. 인공 감미료가 장내 세균총을 교란한다는 내용의 논문은 이미 다수 발표됐다. 그러니 자연식을 먹자는 주장을 흘려들어서는 안 된다.

---

* 일본 유제품 기업을 대표하는 '유키지루시 메구미루쿠'의 제품 중 하나로 유당을 제거한 락토프리 우유다. 국내 익숙한 제품으로는 '맛있는 우유 GT' 혹은 '소화가 잘되는 우유' 등이 있다.

** 대표적인 인공 감미료로 미국 식품 회사 하트랜드 푸드 프로덕트(Heartland Food Products) 그룹 제품이다.

"식이섬유를 많이 드세요"라는
말의 오류

지금까지 의사가 지시해온 과민성 장 증후군 환자용 식사법은 장 운동성을 증가하는 방향이었다. 변비를 막기 위해 식이섬유를 포함한 음식을 다량 섭취하고 수분을 넉넉히 마시는 게 주요 방법이었다. 그리고 대부분의 환자들은 하루 세 끼 충분한 양의 식사를 하는 것이 아니라 식사를 하루 5~6회로 나눠 소량씩 여러 번 먹으라는 조언을 들었을 것이다.

하지만 과민성 장 증후군 환자의 경우 식이섬유가 많이 포함된 식사와 식사 횟수를 늘리는 방식(간식)이 오히려 역효과를 낳는다. 식이섬유가 사람이 소화할 수 없는 형태의 탄수화물 사슬로 이뤄져 있기 때문이다. 특히 소화가 덜 된 식이섬유 보조제가 대장에 도착하면 세균에 의해 발효돼 가스를 발생하며 복부 팽만감을 일으킨다.

의사로서 대변 양을 늘리는 식이섬유 보조제 대신 저포드맵 식단에 속하는 과일이나 채소로 적절한 양의 식이섬유를 섭취하는 방식을 더 추천한다. SIBO나 과민성 장 증후군 환자는 '소화가 잘 안 되는 음식'을 가장 먼저 피해야 한다. 하루 세 끼보다 더 잦은 식사 횟수도 과민성 장 증후군 환자에게는 부담이 된다. 소장의 음식물 찌꺼기나 세균을 제거하는 연동 운동 시스템(MMC)

이 음식을 먹지 않을 때 일어나기 때문이다.

하루 식사 횟수를 늘리거나 간식을 먹으면 인체는 연동 운동할 시간을 잃게 된다. 그로 인해 소장 내 세균이 균총을 이뤄 덩어리 형태로 자리잡을 우려가 있다. 24시간 영업하는 레스토랑을 예로 들어보자. 손님이 계속 들어오는 가게는 청소할 시간이 부족해 청결을 유지하기 힘들다. 마찬가지로 식사하는 시간을 따로 정해두지 않으면 장은 청소 운동을 할 수 없으므로 소장에 세균이 번식한다.

내가 과민성 장 증후군 환자에게 추천하는 식사법은 간단하다. 세균이 늘어난 소장과 되도록 멀리 떨어진 장의 첫 부분(십이지장 근처)에서 거의 흡수될 수 있는 형태의 영양소를 섭취하는 방식이다. 쉽게 말하면 소화·흡수가 잘 되는 음식을 먹는 것이다. 앞서 설명한 성분 영양식 이야기를 떠올려보자. 소장의 첫 부분에서 흡수되는 형태의 음식을 먹으면 소장의 종점인 말단부에 도착하는 '세균의 먹이'가 그만큼 감소한다. 이렇게 되면 세균은 먹이가 부족해 증식할 수 없다.

적절한 양의 대변을 만들려면 식사에 어느 정도 섬유질이 포함돼야 하지만 많아도 역효과가 생길 수 있음을 기억하자. 이를 예방하려면 흡수가 잘 되는 음식 위주로 식사해야 한다. 흡수가 잘 되지 않는 음식은 소장의 종점 부근에서 서식하는 세균에게 안성맞춤인 에너지원이 된다. 때문에 SIBO 환자는 이런 음식의 섭취를 최소한으로 줄이거나 식사에서 완전히 배제해야 한다. 되도록 많은 종류의 저포드맵 채소를 먹도록 하자.

또한 하루 동안 적당량의 수분을 꼭 섭취해야 한다. 식사에 충분한 수분이 포함되지 않으면 장운동이 정상적으로 일어나지 않기 때문이다. 건강한 장운동이 사라지면 소화관에 쉽게 세균이 증식한다. 식사는 하루 세 끼, 과자나 당분 함량이 높은 청량음료 등의 간식은 절대 먹지 않도록 한다. 식사와 식사 사이에 3~5시간 정도 간극이 생기고 공복이 유지돼야 소장의 연동 운동 기능(MMC)이 원활해진다.

지금부터 제시할 지침은 세균 이상 증식을 가장 효과적으로 줄이면서 예방할 수 있는 식사법이다. 구체적으로 '저포드맵 식단'이라 부른다. 치료를 마치고 SIBO를 해결한 뒤에도 고포드맵 식단은 피해야 한다. 그렇게 하면 SIBO 재발을 최소한으로 억제할 수 있다.

저포드맵 식단으로
건강한 장을 되찾다

과민성 장 증후군 식사법으로 미국에서 저포드맵 식단이 주목받고 있다. 저포드맵 식단은 과민성 장 증후군 증상을 개선하기 위해 과학적 근거를 토대로 개발한 최초의 식사 프로그램이다. 이 식단은 염증성 장 질환(궤양성 대장염, 크론병) 환자의 고통을 줄여주고 셀리악병*(Celiac disease)이나 SIBO, 뒤에 나오는 운동 유발성 위장병 증후군 등의 증상을 다스리는 데도 효과적이다.

이 프로그램은 특히 SIBO나 과민성 장 증후군 환자의 삶을 질적으로 높인다. 저포드맵 식단이 과민성 장 증후군 환자에게 나타나는 대장 내 세로토닌 세포 감소를 정상화한다는 병리학적 보고도 있다.

과민성 장 증후군 환자의 식사

① 모든 고포드맵 식품의 섭취를 3주간 멈춘다. 이 기간 동안 저포드맵 식품만 먹는다.

② 3주 동안 고포드맵 식품을 끊으면 과민성 장 증후군 환자 중 약 75%는 장 트러블이 개선된다. (212쪽 그래프)

③ 3주 동안 고포드맵 식품을 끊었다가 다시 고포드맵 식사를 시작(챌린지 테스트 형식)한다. 음식을 먹어보고 설사나 복부

---

* 영양소 흡수를 방해하는 글루텐(곡물에 함유된 불용성 단백질)으로 인해 소장에서 발생하는 알레르기 질환. 밀가루를 섭취했을 때 소화 불량 및 복통, 묽은 변 증상을 보인다. 셀리악병이 동반될 경우 글루텐 프리 식단도 함께 처방한다.

팽만, 복통이 생기는지 확인한다. 식사 일지를 쓰면서 먹으면 상태가 나빠지는 고포드맵 성분과 먹어도 문제가 안 생기는 고포드맵 성분을 파악한다.

내성이 없는 고포드맵 성분은 멀리하면서 일상생활을 한다. 고포드맵 성분에 대한 내성은 개인차가 커서 사람에 따라 먹을 수 있는 고포드맵 성분도 있다. 가령 프럭탄(빵)은 먹을 수 있지만 갈락토올리고당(콩류)은 먹을 수 없는 사람이 있다. 고포드맵 식품을 전부 먹을 수 없는 것은 아님을 명심하자.

저포드맵 식사의 진행

흡수가 잘 안 되는 당질을 다량 함유한 고포드맵 식품을 먼저 제한한다. 장 트러블이 어느 정도 해결되면 다시 고포드맵 식품을 먹으면서 자신에게 맞지 않은 당질과 그것을 포함한 식품을 찾는다.

① 3주 동안 모든 고포드맵 식품을 끊는다

고포드맵 식품을 3주간 완전히 제한하면 배의 다양한 증상은 물론 그동안 느꼈던 팽만감이나 복통, 꾸르륵대는 불쾌감 및 잡음이 사라져 배 본연의 상태를 훨씬 분명히 알 수 있다.

② 당질 식품으로 고포드맵 반응을 확인한다

4주차부터 당질을 포함한 고포드맵 식품을 하나씩 먹어본다. 일부러 배에 증상을 유발하는 과정이다. 고포드맵 식품을 3주간 제한한 후라서 평소보다 증상이 확연히 드러난다.

③ 배 상태를 점검한다

자신의 장에 맞지 않는 당질이 3주 동안 들어오지 않다가 갑자기 들어오면 깜짝 놀란 배는 평소보다 심한 복통이나 설사, 가스 등의 증상을 보인다. 배 상태에 신경을 쓰면서 어떤 당질이 자기에게 안 맞는지 기록해두자. 증상이 심하면 그 포드맵 식품은 먹지 않도록 한다.

STOP!

고포드맵(3주간) 제한

↓

CHALLENGE!

4주차: 프럭탄
5주차: 갈락토올리고당
6주차: 유당
7주차: 과당
8주차: 소르비톨, 만니톨

CHALLENGE!

빵(프럭탄) 먹기

☐ 복부 팽창감
☐ 복통
☐ 변 상태 및 횟수 등 확인

 최종 목표 **자신에게 맞지 않는 고포드맵 식품을 찾아라!**

저포드맵 식사와
일반 식사 후의 배 상태

A. 장 문제가 있는 그룹

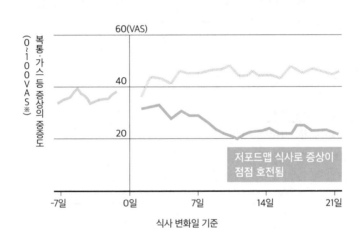

저포드맵 식사로 증상이
점점 호전됨

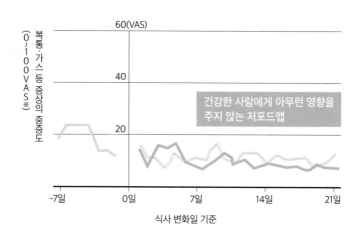

B. 장 문제가 없는 그룹

치료 전 식사
일반 가정식
저포드맵 식사

복통·가스 등 증상의 중증도
(0~100VAS※)

60(VAS)

40

건강한 사람에게 아무런 영향을
주지 않는 저포드맵

20

-7일   0일   7일   14일   21일

식사 변화일 기준

※ 시각 아날로그 척도(Visual analogue scale, VAS)는 통증 중증도를 수치로 기록하는 방법이
다. 100㎜(a 100-㎜ Visual analogue scale) 길이 선 한쪽 끝은 통증이 없는 '0'이고 반대쪽 끝
은 가장 심한 고통을 의미하는 높은 숫자가 적혀있다. 즉, 수치가 높을수록 상태가 나빠짐을 의
미한다.

출처 | Haimos EP et al. 2014

고포드맵 / 저포드맵 식품 열람*

채소 및 구황 작물			
고포드맵		저포드맵	
· 아스파라거스	· 돼지감자	· 가지	· 죽순
· 콩류(대두, 청	· 고구마	· 토마토	· 무
대콩, 병아리콩,	· 버섯	· 방울토마토	· 콩나물
렌즈콩, 팥)	· 염교	· 브로콜리	· 청경채
· 낫토	· 오그라기 양배추	· 당근	· 배추
· 어주	(사보이 양배추)	· 피망	· 순무
· 파	· 타로 고구마	· 고추	· 양배추
· 양파		· 시금치	· 마
· 마늘		· 호박	· 애호박
· 부추		· 오이	· 파슬리
· 콜리플라워		· 감자	· 래디시
· 우엉		· 생강	· 올리브
· 셀러리		· 오크라	· 고수
· 김치		· 양상추	· 모로헤이야

---

* 모나시대학교 등의 자료를 기준으로 저자가 새로이 정리한 식품 열람표로 무단 전재를 금한다

** 부용(Bouillon)은 고기, 생선, 채소, 향신료 등을 물에 넣고 푹 끓여 맑게 거른 육수를 의미한다.

곡물

고포드맵		저포드맵	
· 보리	· 피자	· 쌀	· 녹말
· 밀	· 부침개	· 현미	· 팝콘
· 호밀	· 시리얼(보리,	· 쌀가루	· 타피오카
· 빵(보리, 밀,	밀, 올리고당,	· 메밀(100%	· 감자칩(소량)
호밀)	말린 과일, 벌꿀	메밀)	· 오트밀
· 라면(밀)	함유)	· 글루텐 프리	· 굵은 옥수숫가루
· 파스타	· 케이크	식품	· 곤약 면
· 우동	· 파이	· 오트밀	· 미펀(중국 쌀국수)
· 소면	· 팬케이크	· 시리얼(쌀,	· 포(베트남 요리)
· 쿠스쿠스(밀)	· 과자	오트밀)	
· 옥수수		· 타코	

조미료 및 기타

고포드맵		저포드맵	
· 벌꿀	· 커스터드	· 마요네즈	· 우스터소스
· 올리고당	· 바비큐소스	(최대 3작은술)	· 땅콩버터
· 옥수수시럽	· 카레소스	· 올리브오일	· 누룩
(과당 포도당액	· 부용**	· 식초	· 두부
당으로 주스에	· 과일 통조림	· 통조림 토마토	· 메이플시럽
들어있음)	· 고형 수프	· 코코아	· 된장
· 소르비톨	· 연두부	· 코코넛오일	
· 자일리톨	· 발사믹 식초	· 생선오일	
· 애플소스	· 두부(콩 유래)	· 카놀라유	
· 토마토케첩	· 두유(콩 유래)	· 굴소스	

우유 및 유제품

고포드맵		저포드맵	
· 우유	· 유청치즈	· 버터	· 체다치즈
· 유당을 포함한	· 가공치즈	· 마가린(우유를	· 고르곤졸라치즈
모든 유제품	· 코티지치즈	포함하지 않은	· 파르메산치즈
· 아이스크림	· 블루치즈	제품)	
· 크림류	· 크림치즈	· 락토프리 제품	※ 딱딱한 치즈는 저
· 라씨(인도식	· 푸딩	· 아몬드밀크	포드맵인 경우가 많음.
요구르트)	· 연유	· 브리치즈	유당이 많은 치즈는
· 밀크초콜릿		· 버터치즈	되도록 피하자.
		· 카망베르치즈	

과일

고포드맵		저포드맵	
· 사과	· 건포도	· 바나나	· 블루베리
· 수박	· 건자두	· 딸기	· 크랜베리
· 살구	· 석류	· 코코넛	· 스타푸르트
· 복숭아	· 블랙베리	· 포도	· 두리안
· 배	· 무화과	· 키위	· 용과
· 자몽	· 구아바	· 오렌지	
· 아보카도	· 자두	· 귤	
· 리치	· 서양자두	· 레몬	
· 감	· 망고	· 금귤	
· 멜론	· 위 과일들이	· 파인애플	
· 서양배	들어간 주스	· 문단	
· 파파야	· 그밖의	· 라임	
· 체리	말린 과일	· 라즈베리	

※ 고포드맵 과일주스를 말한다. 단, 저포드맵 과일주스 중에도 '과당 포도당액당' '고과당액당'이라는 감미료가 들어간 주스는 고포드맵이다.

음료수			
고포드맵		**저포드맵**	
· 사과주스	· 차이	· 홍차	· 달지 않은
· 망고주스	· 카모마일차	· 커피(원두)	스파클링와인
· 오렌지주스	· 벌꿀이 든 주스	· 녹차	· 타피오카 차
· 배주스	· 에너지 드링크	· 레몬주스	· 페퍼민트 차
· 그밖의 과일	· 멀티비타민주스	· 라임주스	· 차이(연한 차)
주스※	· 화이트와인	· 크랜베리주스	· 물
· 레모네이드	· 럼	· 맥주	· 미네랄워터
(단맛)	· 체리주	· 진	· 백차(화이트 차,
· 우롱차	· 와인(단맛)	· 워커	중국차)
· 허브티(강한 차)	· 스파클링와인	· 위스키	· 일본주
· 곡물 음료	(단맛)	· 달지 않은 와인	
· 두유커피	· 사과주		

육류, 생선, 달걀, 견과류, 양념			
고포드맵		**저포드맵**	
· 소시지	· 베이컨	· 달걀	· 잣
· 캐슈너트	· 햄	· 칠면조	· 호박씨
· 피스타치오	· 돼지고기	· 아몬드	· 박하
· 아몬드(20알 이상)	· 소고기(붉은 살)	(10알 이하)	· 바질
· 팥	· 닭고기	· 헤이즐넛	· 카레가루
· 고추냉이	· 양고기	· 호두	· 칠리가루
· 팥소	· 어패류	· 땅콩	· 파프리카가루
· 콩가루	(새우, 연어)	· 밤	· 고추

※ SIBO 혹은 과민성 장 증후군 환자라고 해서 모든 고포드맵 식품을 먹지 못하는 것은 아니다. 개인별 혹은 체질별로 맞지 않는 식품이 다르다. '저포드맵 식사법'을 실천하며 직접 판단하자.

단, 과민성 장 증후군 환자라도 매우 심한 SIBO 증상을 겪고 있다면 더 엄격한 당질 제한이 이뤄져야 한다. 물론 저포드맵 식사로 상태가 개선되지 않는 경우도 있다. SIBO가 있다면 리팍시민 같은 항생제나 성분 영양 치료를 같이 받아보길 권한다.

앞서 언급했던 저포드맵 식단은 과민성 장 증후군 이외에도 다양한 염증성 장 질환(궤양성 대장염과 크론병)을 완화한다. 궤양성 대장염이나 크론병 환자 중 장관 점막 염증 치료 후 계속 배가 아픈 사람에게도 저포드맵 식사를 추천한다. 이는 궤양성 대장염 환자의 3분의 1 이상, 크론병 환자의 2분의 1 이상이 과민성 장 증후군을 같이 앓고 있기 때문이다. 이런 환자는 유당과 과당의 흡수 장애를 겪고 있을 확률이 높다.

장에 남지 않는
음식을 먹자

세균의 먹이인 포드맵 섭취를 자연스럽게 제한하는 것부터가 올바른 저포드맵 식사의 시작이다. 이 식사의 효과를 높이기 위해 알아둬야 할 몇 가지 사항을 정리한다.

아래와 같은 인공 감미료를 피한다

- 옥수수시럽(과당), 과당 포도당액당, 고과당액당
- 만니톨
- 소르비톨

- 수크랄로스(스플렌더)

최대의 적은 무설탕 껌으로 대부분 소르비톨(사람이 소화할 수 없는 당)이 들어있다. 글루코스, 수크로스(가는 정제 설탕)는 괜찮다. 과즙으로 단맛을 내 과당(프럭토스)을 다량 함유한 식품이나 음료도 제한해야 한다. 너무 많은 식료품이 과당으로 단맛을 낸다. 당 섭취량은 하루 40g 이하, 이상적으로는 그보다 훨씬 적은 양을 먹는 게 바람직하다. 식품표를 보면서 식사 계획을 짤 때 참고하자.

잔류 확률이 높은 식품을 제한한다

아래 제시된 식품들은 소화가 잘 안 돼 소장 잔류물이 되기 쉽다. 특히 콩류는 다양한 복부 증상을 일으켜 유럽에서는 '활발한 채소'라 부른다.

- 콩류(강낭콩, 병아리콩, 핀토빈, 렌즈콩, 완두콩, 완두콩 수프 등)
- 대두 제품(두부 제외)
- 요구르트, 우유, 치즈(유당이 많은 제품)

하루에 물 8컵을 마신다

어림잡아 세 끼 식사 통틀어 6컵 정도의 물을 마시고 아침과

점심 사이에 1컵, 점심과 저녁 사이 1컵을 마시면 좋다.

소고기·생선·닭고기·달걀은 양질의 단백질

이 음식들은 제한할 필요가 없다. 다만 자신의 신체 사이즈에 알맞은 양만 먹도록 하자. 성인 대부분은 하루에 고기 100~200g을 필요로한다. 고지방은 새는 장 증후군을 유발하므로 기름이 적은 부위를 추천한다.

탄수화물을 포함한 음식은 한 끼에 반 그릇, 많아도 한 그릇까지

빵은 되도록 피한다. 밥은 가스 발생이 가장 적은 음식 중 하나이다. 소장을 지날 때에도 초입에서 거의 흡수되며 인체가 활동하는 데 꼭 필요한 연료가 된다. 세균의 연료는 아니므로 안심하자. 다만 밥이 차갑게 식으면 소화가 안 되는 전분(저항성 전분) 형태로 바뀌어 장내 발효를 일으킨다. 과민성 장 증후군이나 SIBO 증상이 있는 환자는 가스가 과도하게 발생할 수 있으니 찬밥을 먹을 때는 반드시 데워 먹는다.

과일은 적당히 먹는다

과일에 포함된 과당(프럭토스)도 흡수가 잘 안 된다. 그러니 말린 과일이 아닌 신선한 과일을 선택하자. 말린 과일은 작은 조각

하나하나에 과당이 농축돼있다. 무심코 많이 먹게 되는 만큼 과당 섭취량도 늘기 쉬워 주의가 필요하다.

유제품은 락토스(유당)가 들어있으니 되도록 피한다

동양인의 약 75%는 유당 불내증이다. 또한 대두 제품은 복부 팽만감을 주는 탄수화물인 비흡수성 올리고당(갈락토올리고당)이 들어있어서 두유로 대체하는 것도 그다지 좋지 않다. 아몬드밀크 혹은 라이스밀크가 적당하다. 또 다른 대용품으로 락토스가 완전 소화 형태로 들어있는 락테이드(Lactaid) 우유가 있다.

커피, 탄산수는 적당히 마신다

커피는 콩 추출물이다. 일반적으로 콩에 포함된 갈락토올리고당과 비슷한 성분이 있어서 장내 발효를 일으킨다. 음료 중에는 그나마 홍차가 가장 무난하다. 커피도 하루 한 잔 정도는 괜찮다.

반면 탄산수처럼 탄산이 들어간 청량음료는 건강한 선택지가 아니다. 다이어트 탄산이 아닌 탄산수는 과당 포도당액당이나 그밖의 당을 포함한다. 다이어트 탄산수에도 세균의 연료인 수크랄로스(스플렌더)가 들어간다. 이런 종류의 탄산수는 절대 마시면 안 된다. 목이 마를 때 가장 좋은 음료수는 사실 정수된 물이다. 저포드맵 과일인 레몬 혹은 라임 과즙을 넣어 마시면 좋다.

균형 잡힌 식생활

규칙적이고 균형 잡힌 식생활을 실천하며 적정 체중을 유지하도록 충분한 칼로리를 식사로 섭취한다. 그리고 적어도 하루 건너 한 번씩은 격렬하지 않은 운동을 한다. 정기적인 운동은 규칙적인 장 움직임을 유지하는 데 효과적이다.

변비가 있는 여성일수록
비피더스균이 많다

일반적으로 유익균으로 여기는 유산균이 당뇨병 환자의 장에 많다는 설명을 앞에서도 한 바 있다. 이처럼 장내세균에 관한 오해는 대중에 퍼져있다. 유익균으로 꼽히는 비피더스균은 유산균처럼 장을 튼튼하게 해준다는 이미지가 있어서 변비가 있는 사람도 보조제로 복용하곤 한다.

하지만 일본인의 장내세균에 관한 최신 연구에서 '변비가 있는 여성일수록 장내에 비피더스균이 많다'는 사실이 드러났다. 게다가 비피더스균(Bifidobacterium)이 장내에 다량 존재할수록 변이 딱딱해진다고 한다(브리스톨 대변 형태 척도 1이 딱딱한 변, 6이 설사). 원래 비피더스균은 소아 설사병 치유를 위해 처방하던 세균이다. 비피더스균은 변 속 수분을 흡수해 변을 딱딱하게 하는 작용을 하는데, 비피더스균을 먹으면 소변 중 세로토닌 농도가 감소한다고 한다.

세로토닌은 행복감을 느끼게 하는 호르몬으로 약 90%가 장에서 만들어진다. 이 호르몬이 장의 연동 운동을 원활하게 한다. 비피더스균을 계속 마시면 세로토닌이 감소해서 장 움직임이 나빠지고 변비가 생긴다. 변비가 있는 여성이 비피더스균을 마시면 증상은 더 심해진다.

비피더스균이 많은 사람일수록 변비가 되기 쉽다

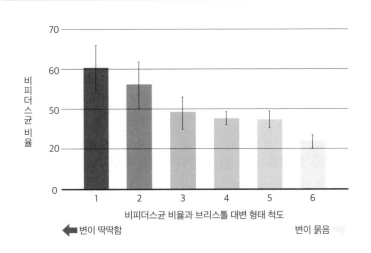

그렇다면 왜 사람들은 비피더스균이 든 요구르트를 먹어 변비를 없애려 할까? 이는 요구르트에 들어있는 유당(락토스) 때문이다. 동양인의 약 75%가 유당 불내증이라는 사실을 앞에서도 설명했다. 즉, 유당을 분해하는 유당 분해 효소(Lactase)가 없다. 따라서 유당 불내증인 사람이 요구르트를 먹으면 요구르트에 들어있는 유당을 분해할 수 없어서 설사가 생긴다.

분해되지 않는 유당은 흡수율이 낮은 당질 중 하나이다. 유당이 소장에 들어가면 거의 흡수되지 않아서 소장 내 유당 농도가 높아지는데, 다행히 인간의 장은 '농도가 높아지면 낮추는 성질'이 있다. 이때 소장은 혈관의 수분을 흡수한다. 결국 소장이 물로 가득 차 설사(삼투압성 설사)를 하게 된다.

요구르트를 먹었을 때 생기는 설사는 일종의 부작용이지만, 변비가 심한 사람 입장에서는 변이 부드럽게 나오니 변비 치료 효과가 있는 것처럼 느껴진다. 이것이 비피더스균이 든 요구르트로 변비가 개선되는 원리이다. 장내세균을 유전학적으로 조사하면서부터 지금까지 알려진 상식과는 다른 진실이 조금씩 밝혀지고 있다.

참고로 해외의 연구 자료 중에는 '뚱보균' '날씬균'이 존재한다. 그 비율이 비만과 관련 깊다는 것이다. 하지만 보고 자료는 네덜란드인을 비롯한 서양인을 대상으로 연구한 결과라서 동양

브리스톨 대변 형태 척도

매우 느림
(약 100시간)

소화관 통과 시간

동글동글한 변 — 딱딱하고 동글동글한 토끼 똥 모양의 변

딱딱한 변 — 소시지 모양이지만 단단하다

조금 딱딱한 변 — 소시지 모양이며 표면에 금이 간 상태

정상 변 — 표면이 매끈하고 부드러운 소시지 모양이고 뱀처럼 똬리를 튼 형태

조금 묽은 변 — 분명한 주름이 있고 부드러우며 반쯤 고형 형태

진흙 모양의 변 — 경계가 없고 물렁물렁한 부정형의 작은 변, 진흙 모양

설사 — 물 상태로 고형물을 포함하지 않은 액체 상태의 형태

매우 빠름
(약 10시간)

출처 | Nishijima, Suguru, et al. "The gut microbiome of healthy Japanese and its microbial and funtional uniqueness.", DNA Reaseach 23. 2 (2016), 125~133

인에게 적용하기에는 다소 무리가 있다. 일본인을 대상으로 한 장내 세균총 연구에서도 이 내용이 전혀 맞지 않다는 사실이 확인됐다.

어느 나라와도 비슷하지 않은 동양인의 장내세균

장내세균에 관한 정보는 오해가 매우 많아서 주변에 올바른 정보와 잘못된 정보가 뒤섞여있다는 점에 주의해야 한다. 동양인 중에서도 특히 일본인의 장내세균은 매우 독특해서 세계 어느 나라의 장내세균과 비교해도 다른 점이 발견된다. X축과 Y축에 장내세균 유전자를 점으로 그려 12개국 국민의 장내세균 유의성을 나타냈다. (229쪽 그래프)

일본인의 장내 세균총 유전자는 세계 어느 나라와도 닮지 않은 특수성을 보인다. 오스트리아인이나 프랑스인과 어느 정도 겹치는 부분이 있지만 그 점은 극히 일부였다. 중국인과 미국인의 장내세균은 매우 닮았다. 지리적으로 매우 먼 곳에 있는 국가인데 변의 특성은 비슷하다. 장내 세균총 연구는 여전히 밝혀내야 할 부분이 많다.

미국과 중국은 식품을 생산할 때 대량의 항생 물질이나 살충

세계 12개국 국민의 장내세균 유의성

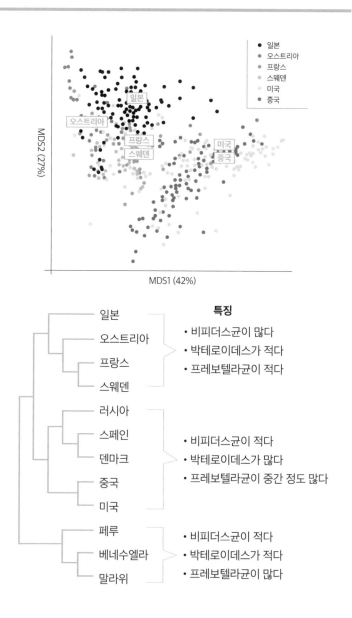

일본
오스트리아
프랑스
스웨덴

특징
• 비피더스균이 많다
• 박테로이데스가 적다
• 프레보텔라균이 적다

러시아
스페인
덴마크
중국
미국

• 비피더스균이 적다
• 박테로이데스가 많다
• 프레보텔라균이 중간 정도 많다

페루
베네수엘라
말라위

• 비피더스균이 적다
• 박테로이데스가 적다
• 프레보텔라균이 많다

제를 사용한다는 부분이 같다. 그렇다면 왜 가축에게 항생제를 쓸까? 가축의 감염병 예방을 위해서가 아니다. 이유는 가축이 금방 살이 찌기 때문이다. 되도록 식품의 질에 신경을 써야 한다.

일본인 장내세균의 특징은 비피더스균(방선균문의 비피도박테리움속)이 많고 프레보텔라균(Prevotella)이 적다. 또한 해외에서 '날씬균'이라 불리는 의간문균이 적다. 일본인의 약 90%는 미역이나 김을 분해하는 장내세균도 가지고 있다(중국을 포함한 다른 국가는 약 15% 이하). 탄수화물을 처리하는 장내 세균총이 많은 것도 큰 특징이며, 수소와 반응해 짧은 사슬 지방산을 만드는 한편 메탄 생산 작용은 약하다.

참고로 성별에 따라 장내 세균총이 뚜렷한 차이를 보이는데, 특히 일본인 남성은 프레보텔라균이 많다. 묽은 변을 보는 남성에게 대장암과 관련된 푸소박테리움균과 빌로필라균(Bilophila)이 극도로 많다는 사실도 드러났다. 묽은 변을 보는 남성의 장내 환경은 그다지 좋은 편이 아닌 셈이다.

푸소박테리움 양성 대장암은 고지방 서양식 식단과 관계가 깊으니 장이 약한 남성이라면 되도록 지방 섭취를 줄이도록 하자. 빌로필라균는 아프리카계 아메리카인에게 많이 검출되는 균으로 대장암 위험 요인으로 알려졌다. 또한 체내에서 황화수소를 생성하고 지방간염을 악화하는 등 유해균 이미지가 강하다.

일본인 여성의 경우 비피더스균(비피도박테리움), 발효를 일으키는 루미노코쿠스균(Ruminococcus), 아커만시아 뮤시니필라균 등 건강을 돕는 유익균을 다량 가지고 있다. 남성보다 여성이 더 오래 사는 이유가 바로 이 장내세균에 있을지도 모른다. 묽은 변이 잦은 남성과 달리 여성은 변비가 많고, 변비가 있는 여성일수록 비피더스균을 많이 가지고 있다. 그러니 변비가 있는 여성이라면 비피더스균을 복용해도 증상이 호전될 확률이 낮다.

장내세균 17종이 세계를 구한다

인간의 면역력을 높이는 동시에 장 점막을 건강하게 유지하는 중요한 세포를 발견한 이는 오사카대학교 면역학 프런티어 연구센터 사카구치 시몬 교수이다. 사카구치 교수는 차기 면역학 분야 노벨상 수상자 후보로 자주 거론된다.

면역력을 높이는 것은 조절 T 세포(Treg cells)이다. 이 세포는 염증을 일으키거나 폭주하는 면역세포를 제어해 면역력을 높이는 기능을 한다. 이로 인해 새는 장 증후군을 개선하고 알레르기나 자가면역 질환의 발생도 막는다. 또한 장 점막 점액 성분인 뮤신의 양을 늘려 장 방어벽 기능을 높이고 장 점막이 손상되지 않도록 지켜준다. 조절 T 세포가 활성화하면 동맥경화나 대동맥류 질환도 막을 수 있다.

"그렇게 면역력에 좋은 세포라면 어떻게 늘리는지 좀 알려주세요"라는 생각이 들 수도 있다. 해답은 장내세균에 있다. 면역력을 높이는 조절 T 세포는 폐, 간 등 온몸의 장기에 존재하는데, 소장과 대장 같은 소화관에 특히 많다. 장내세균이 자극해야 이 세포가 만들어진다.

그렇다면 어떤 장내세균이 조절 T 세포를 늘리고 면역력을 높일까? 건강한 일본인의 장내세균을 특정 스크리닝 기술*로 분류한 결과, '최강 유익균'이라고 할만한 17종의 장내세균 그룹을 발견할 수 있었다.

일본인의 변에서 찾은 17균종의 클로스트리디움속(55쪽 '인간의 장내세균 지도' 오른쪽 아래 세균 그룹) 세균을 실험용 무균 쥐에 투여하면 쥐 몸에 조절 T 세포가 많이 생긴다. 즉, 17종류의 균을 섞은 '장내세균 칵테일'은 알레르기나 아토피 같은 자가면역 질환 치료에 효과적이다. 나아가 장 방어벽 기능을 높여 장 염증을 완화한다.

흥미로운 사실은 동일한 세균이 든 프로바이오틱스를 먹어도

---

* 한 집단을 대상으로 건강 검진을 실시할 때 특정 조건에 맞는 또 다른 집단을 가리기 위해 실행하는 검사 방법이다. 가령 X-레이 촬영으로 결핵 환자 집단을 분류하거나 해리성 장애가 있는지 없는지를 판단할 때 등 다양한 임상 현장에서 보편적으로 활용된다.

모두에게 조절 T 세포가 생성되지는 않는다는 것이다. 요구르트에 함유된 유산균(락토바실러스)도 조절 T 세포를 전혀 생성하지 못한다. 17종의 균이 각각 서로 다른 효소를 가지고 있기 때문이다. 가령 A 장내세균이 (A)라는 대사 물질을 만들고 (A)와 작용한 B 장내세균은 (B)라는 대사 물질을 만들어낸다. 이어서 (B)는 C 장내세균과 만나 대사 물질 (C)를 만들어내는 식이다.

이런 방식으로 17종류의 장내세균이 마치 폭포 무늬(Cascade)처럼 이어달리기하듯 특정 대사산물을 만들고 최종 대사산물이 조절 T 세포를 생성한다. "한 종류의 프로바이오틱스를 마셔도 큰 효과가 없다"라고 말하는 이유가 이 때문이다. 장내세균은 서로 만나거나 엇갈리면서 소통하고 각각의 먹이사슬 아래에서 관계를 맺는다.

한편 17종의 장내세균 그룹을 더 면밀히 분석한 결과, '부틸산'이라는 짧은 사슬 지방산을 만드는 효소를 많이 가지고 있다는 사실도 밝혀졌다. 실제로 17균주를 먹인 실험용 쥐는 장내 부틸산 농도가 높았다. 클로스트리디움속 장내세균 17균종의 칵테일은 부틸산이 든 대사산물을 생성해 조절 T 세포를 유도하고 결과적으로는 면역력을 높인다.

17균종 같은 장내세균 그룹이야말로 '진정한 프로바이오틱스'라고 할 수 있다. 우리가 현재 의료 현장에서 사용하는 프로바이오틱스는 1980~1990년에 인가받아 과학적인 근거가 불충분한 편이다. 일본인의 장내세균에서 찾은 클로스트리디움속 장내세균 17균종의 정보 특허는 약 50억 엔(약 553억 5천만 원)에 존슨앤드존슨 기업에 팔렸다. 사람에게 투여하는 프로바이오틱스 생산을 목표로 현재 독일에서 인체를 대상으로 2단계 임상 연구가 진행되고 있다.

'뚱보균' '날씬균'은
다 거짓이다

최근 일본인의 장내세균에 관한 이런저런 연구 결과가 발표되면서 새롭게 알게 된 사실이 있다. 장수하는 일본인에게서 흔히 뚱보균이라 불리는 장내세균이 많이 검출된다는 내용이다.

'후벽균문'의 장내세균이 많으면 대개 비만이고 '의간균문'의 장내세균이 많은 이들 중에는 마른 체형이 많다는 해외 연구 자료는 일본 대중매체에 소개될 때, 후벽균문 세포를 '뚱보균', 의간균문 세포를 '날씬균'으로 표기해 화제가 됐다. 이 보도는 사람들에게 '건강을 위해 후벽균문의 장내세균을 줄이고 의간균문의 장내세균을 늘려야 한다'는 선입견을 심어줬다. 후벽균문(F)과 의간균문(B)의 세균 비율(F/B)이 높을수록 비만이 되기 쉽고 낮을수록 마른 체형이 된다고 말이다.

하지만 이는 일본인에게 전혀 들어맞지 않는다. 대규모의 장내세균 연구를 살펴본 결과 일본인의 F/B 비율과 비만은 상관관계가 없었다. 미국인 역시 상관관계가 성립되지 않았다. 그보다 더 중요한 사실은 건강하게 장수하는 사람에게 뚱보균이 많았고 날씬균은 오히려 적었다는 점이다. 뚱보균이라는 누명을 쓴 후벽균문의 장내세균이야말로 장 면역력을 높여 장수하게 하는 요인이다.

교토 북부에 위치한 교탄고시(京丹後市)는 장수 노인이 많기로 유명하다. 그저 오래 사는 게 아니라 자리를 보전하고 누운 사람이 적은 반면 건강하게 활동하는 노인들이 훨씬 많다. 도시인 교토 시내보다 더 건강하게 장수하는 노인이 많아서 일본에서는 예부터 장수 지역으로 손꼽히는 곳이다.

실제로 일본 남성 중 가장 오래 산 것으로 알려진 기무라 지로에몬*(116세 사망)도 이 교탄고시에 살았다. 인구 10만 명당 100세 이상 인구 비율이 전국 평균 53명인데 비해 교토 시내는 65명

---

* 기무라 지로에몬(木村 次郎右衛門, 1897~2013)은 역대 남성 최장수 기록을 지닌 일본의 장수인이다. 116년 54일 동안 살았으며 19세기에 태어난 남성 중 가장 마지막으로 사망했다.

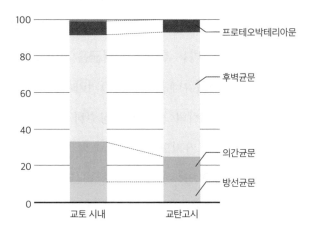

교탄고시와 교토 시내의 장내 세균총 비교

장수 노인이 많은 교탄고시는 교토 시내 노인에 비해 프로테오박테리아문, 의간균문 세균이 적고 후벽균문 세균이 많다.

출처 | Naito, Yuji, et al. "Gut microbiota differences in elderly subjects between rural city Kyotango and urban city Kyoto; an age-gender-matched study." <Journal of clinical biochemistry and nutrition> (2019), 19-26.

이다. 이에 비해 교탄고 지역은 135명으로 압도적인 비율을 자랑한다. 전국적으로 봐도 거의 2.5배 이상의 장수 노인들이 살고 있는 셈이다.

교탄고시에 사는 51인과 교토 시내에 사는 51인의 일반인(건강한 사람)을 대상으로 연령별, 성별 장내 세균총을 분석한 결과를 예로 들어 설명한다. 위의 표로 알 수 있듯이 교탄고시에 사는 건강한 장수 노인에게는 뚱보균인 후벽균문 장내세균이 압도적으로 많았다. 이에 비해 날씬균인 의간균문은 적었다. 또한 교탄고시 피험자의 경우 프로테오박테리아문(대장균이나 헬리코박터 파일로리균, 살모넬라균 등) 같은 유해한 세균 그룹이 더 적게 검출됐다.

뚱보균이라 비난을 받는 후벽균문 세균은 퍼미큐테스 코프로코쿠스(Coprococcus), 퍼미큐테스 라크노스피라(Lachnospira) 등의 종류로 이뤄졌다. 교탄고시의 건강하게 장수하는 고령자 역시 이와 동일한 장내세균을 가지고 있다. 55쪽의 '인체 장내세균 지도'에서 오른쪽 아래에 있는 세균류를 살펴보자. 이 후벽균문의 세균은 짧은 사슬 지방산인 부틸산*을 생산하는 데 기여하고, 앞서 언급한 조절 T 세포를 늘린다. 면역력 향상과 관련 깊은 조절 T 세포의 생성을 유도하는 세균류는 클로스트리디움 클러스터(Clostridium cluster) 14a이다.

이처럼 후벽균문 세균은 면역력에 있어서 아주 중요한 역할을 담당한다. 사실 교탄고시의 고령자에게 발견된 뚱보균은 후벽균문 세균의 일종이다. 이는 존슨앤드존슨사가 사들인 '면역력을 높이는 17종류의 장내세균 칵테일'과 같은 계통의 유익균이다.

---

* 천연 지방을 구성하는 산 중에서 탄소 수가 가장 적은 유기산으로 역한 냄새가 나고 피부에 직접 닿으면 독성 반응을 일으킨다. 대장 발효 산물로 직장 결장 상피에 가장 중요한 에너지원이며 대장 상피를 보호한다.

교탄고시 고령자가 보유한 '뚱보균'은 조절 T 세포를 늘리고 면역력을 높인다. 실제 '뚱보균'에 속하는 세균 중 하나인 퍼미큐테스 로제부리아균은 면역력을 높여 꽃가루 알레르기를 비롯한 각종 알레르기, 궤양성 대장염, 크론병, 자가면역 질환을 예방한다. 뚱보균은 장 염증을 억제하는 효과뿐 아니라 장수에 꼭 필요한 면역력 향상에도 기여하는 것이다.

교탄고시와 교토 시내 노인의 장내 세균총 비교

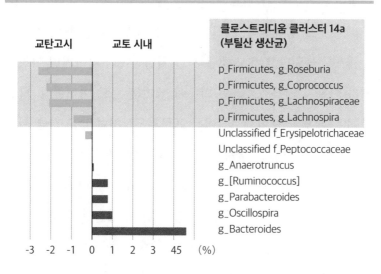

출처 | Naito, Yuji, et al. "Gut microbiota differences in elderly subjects between rural city Kyotango and urban city Kyoto: an age-gender-matched study." <Journal of clinical biochemistry and nutrition> (2019), 19-26.

앞의 내용을 읽으면서 "짧은 사슬 지방산은 과민성 장 증후군이나 SIBO 환자에게 안 좋은 거 아닌가?" 하는 생각이 들었다면 대단히 날카로운 지적이다.

과민성 장 증후군 환자는 장내에 아세트산이나 프로피온산이 과도하게 많다. 아세트산과 프로피온산이 많을수록 복통이나 복부 팽만감 같은 증상이 심해져서 건강한 느낌이 들지 않는다. 두 물질이 많을수록 감정 표현 불능증(Alexithymia, 자신의 감정을 잘 인지할 수 없는 상태)도 심해진다. 그러니 "부틸산이 면역력을 높이는 조절 T 세포를 늘린다고 해도 짧은 사슬 지방산이니 많아지면 여전히 배가 아프지 않을까?"라는 의문이 생기는 것도 이해한다. 확실한 것은 부틸산은 아세트산이나 프로피온산처럼 짧은 사슬 지방산이지만 장에 미치는 작용이 전혀 다르다는 사실이다.

작용이 다른 이유는 역시 장내세균의 차이 때문이다. 어떤 장내세균이 관여하느냐가 건강한 장이 될지, 병적인 상태가 될지를 결정한다. 기전은 다음과 같다. 장에서 유산균(락토바실러스)이나 비피더스균(비피도박테리움)은 유산을 생성한다. (243쪽 표) 유산이 부틸산을 생성하느냐, 아세트산이나 프로피온산을 생성하느냐에 따라 운명이 달라진다. 부틸산 생성균이 부틸산을 만들어내면 점액을 생성하고 접착 인자가 작용해 점막이 건강하게 유지된다. 그러나 베일로넬라 혹은 의간균문 세균이 우세하면 아세트산이나 프로피온산이 과다하게 생기면서 점액이 잘 만들어지지 않는다. 접착 인자의 발현에도 문제가 생길 수밖에 없다. 결과적으로 점막 투과성이 높아져 새는 장 증후군이 생긴다.

과민성 장 증후군이나 SIBO 환자는 유산균(락토바실러스)이나 베일로넬라 같은 장내세균이 많은 편이다. 그러면 아세트산이나 프로피온산이 과다하게 생성되기 때문에 결국 장에 부담을 준다. 적당량의 짧은 사슬 지방산은 항염증 작용이나 점막 보호 작용을 하지만 너무 많아지면 몸에 해롭다는 사실을 기억하자.

천연에서 유래한 항균 작용 성분을 섭취하자

현재 단계에서 소장내 세균 과잉 증식 치료로 인정받는 것은 리팍시민을 이용한 항생제 치료, 성분 영양 치료법, 연동 운동 개선, 저포드맵 식사법 등이다. 드물게 과학적이고 학술적인 보고가 이뤄지는 대체 요법은 허브이다.

인간은 항생 물질을 사용하기 훨씬 오래 전, 말하자면 세균을 발견하기 이전부터 '몸을 치료하는 천연 약'으로 식물을 활용해

왔다. 좋은 예 중 하나가 '마늘'이다. 적어도 기원전 수천 년 전부터 마늘은 병을 치료하는 효과가 있다고 알려졌다. 현대에 와서는 마늘에 자연 항균 작용이 있음이 확실히 밝혀졌다. 어딜 가나 마늘은 '천연 항암제'로 인정받고 있다. 미국국립암연구소가 발표한 디자이너 푸드 피라미드(Designer foods pyramid)는 암을 예방할 수 있는 식품을 열거해뒀다. 그중에서 상위를 차지하고 있는 식품 역시 마늘이다.

그밖에 브로콜리 새싹도 천연 항생 물질로 작용한다. 브로콜리 새싹에는 설포라페인(Sulforaphane)이라는 물질이 들어있다. 설포라페인은 식물이 해충으로부터 자신을 지키기 위해 만들어내는 천연 항균 성분으로 특유의 쓴맛이 있다. 설포라페인은 항균 작용을 한다. 브로콜리 새싹을 하루 70g, 8주 동안 먹으면 헬리코박터 파일로리균 수가 8분의 1로 감소한다. 희소식은 브로콜리 새싹은 저포드맵 식품이며 SIBO나 과민성 장 증후군 환자가 먹어도 장 문제가 생기지 않는다는 점이다. 그밖에 코코아에 포함된 유리 지방산도 헬리코박터 파일로리균을 감소시키는 효과가 있다.

지금까지 소개한 식품 즉, 천연 항생 물질은 내성균 출현을 걱정하지 않아도 될 뿐만 아니라 부작용도 없다. 특히 리팍시민으로도 효과를 보지 못한 환자에게 허브 치료가 항생 물질과

짧은 사슬 지방산의 양면성

유산균 혹은 비피더스균이 만드는 지방산

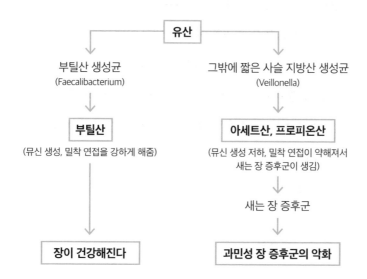

과민성 장 증후군이나 SIBO 환자는 아세트산 혹은 프로피온산을 과다하게 생성하는 장내세균(베일로넬라)을 많이 가지고 있다. 반면 장 건강을 유지하는 데 필요한 부틸산이 부족한 상태이다. 그로 인해 장 방어벽 기능이 저하될 수 있다.

출처 | Brown, Christopher T., et al. "Gut microbiome metagenomics analysis suggests a functional model for the development of autoimmunity for type 1 diabetes.", <Plos on> 6.10 (2010).

비슷한 치료 효과를 보였다는 흥미로운 보고[*]도 있다. 천연 식품 자체가 지닌 살균 효과는 논문으로도 종종 보고되는데, 마늘과 레몬이 구강 내 세균인 스트렙토코쿠스 뮤탄스(Streptococcus-mutans)의 살균에 가장 효과적이라는 내용이다.

정리하면 항생 물질 혹은 천연 항생 물질 치료는 어디까지나 완화 방법일 뿐이며 SIBO가 생긴 근본 원인을 해결할 수는 없다. 가장 중요하게 고려해야 할 부분은 생활 습관과 식생활을 바꾸는 일이다.

과민성 장 증후군 치료에서 식사가 중요하다는 사실은 부정할 여지가 없다. 건강하고 현명한 식생활은 감염 후 과민성 장 증후군의 '방아쇠'가 되는 식중독을 가장 효과적으로 예방할 수 있는 방법이다. 되도록 화학 첨가물이나 화학 보존료를 포함하지 않은 식품을 먹어야 하고, 미국 식사의 전형인 부실한 패스트 푸드는 최대한 먹지 않도록 노력하자. 현재 미국의 식단(Standard American diet, SAD)은 안타깝게도 그 이름처럼 슬프다. 대신 올리브 오일이나 오메가-3 지방산이 많이 포함된 지중해식이나 일식을 권한다.

---

[*] Chedid, Victor, et al. "Herbal therapy is equivalent to rifaximin for the treatment of small intestinal bacterial overgrowth." 〈Global advances in health and medicine〉 3.3, 2014, 16-24

식물 속 천연 항생 물질

가정에서 SIBO 증상을 다스리기 위해 자주 사용했던 식물 유래 항생 물질은 다음과 같다. 해외 사례를 통해 살펴본 내용을 정리한다.

알리신(Allicin)을 사용한 보조제

알리신은 마늘 성분이지만 포드맵 중 프럭탄을 뺀 보조제(발효하지 않은 제품) 형태라면 복용해도 괜찮다.

코코넛오일

코코넛오일에 포함된 유리 지방산은 세균의 세포막에 직접 작용해 균을 파괴한다. 라우르산(Lauric acid)이나 중간 사슬 지방산에도 항균 작용이 있다. 더욱이 코코넛오일의 중간 사슬 지방산은 분자량이 작아서 소화할 때 췌장액이나 쓸개즙이 필요하지 않고 그만큼 소화하기 쉽다.

큰실말*에 포함된 후코이단(Fucoidan)

가스를 줄이는 효과가 있다.

베르베린(Berberine)이 들어간 보조제

베르베린은 뿔남천, 일본 매자나무, 북미황련 같은 약초에 들어있는 화합물이다.

님나무(Nimtree) 보조제

님나무**는 열대 상록수에 속한다.

장 운동 촉진 보조제

생강이 주 원료이다.

---

* 식용 가능한 해초의 한 종류로 주로 일본 오키나와현에 서식한다. 일본어로는 모즈쿠(モズク)라고 한다.

** 님나무 껍질 및 열매, 씨앗을 약용 성분으로 사용한다. 껍질은 독을 없애고 피를 맑게 하는 작용을 하며 열매와 씨앗은 치질 및 구충제 성분으로 활용한다. 씨앗에서 추출한 오일은 식용에 적합하지 않아 비누, 샴푸, 마사지 팩 등의 원료로 쓰인다.

과민한 장이라면
글루텐 프리도 효과적

글루텐 프리 식단은 주로 밀가루 속에 포함된 글루텐(Gluten)이란 단백질을 완전히 제한하는 식사법이다. 그렇다면 왜 글루텐을 제한해야 하는 걸까? 셀리악병이 있는 환자의 예를 살펴보자. 셀리악병이란 밀가루 등에 포함된 글루텐 단백질을 먹으면 소장에서 이상 면역 반응이 일어나 복부 팽만감, 복통, 설사, 변비 같은 증상이 나타나는 질환이다.

글루텐은 밀가루 이외에도 호밀, 보리 같은 여러 곡물류에 포함되는 단백질로 빵이나 피자, 시리얼 등 일상생활에서 자주 먹는 음식에도 들어있다. 글루텐은 빵의 쫄깃하고 부드러운 식감을 내는 성분이다. 원래 글루텐 프리 식단은 셀리악병 치료 식사법이다. 글루텐 프리 식단은 탄수화물(당질)을 줄인다는 의미에서 앳킨스 다이어트(Atkins diet)보다 느슨하지만 훨씬 보편적이다.

셀리악병 증상은 과민성 장 증후군과 매우 비슷하다. 그래서 장 트러블이 있는 사람은 '혹시 셀리악병인가?' 하고 의심해 스스로 셀리악병 검사를 받곤 한다. 하지만 사람들은 검사 결과가 음성으로 나와도 '역시 난 셀리악병인 거야'라고 생각하곤 한다. 그 이유는 셀리악병의 식사 처방인 글루텐 프리 식단만으로도 장 문제 대부분이 해결되기 때문이다.

글루텐을 포함한 식품을 제한하면 저절로 밀가루에 포함된 탄수화물도 제한하게 된다. 앞서 언급했듯 밀가루에는 가스나 설사의 원인이 되는 포드맵인 '프럭탄'이 들어있다. 밀가루 같은 탄수화물에 들어있는 포드맵 당질은 세균에게 있어 최고의 먹이다. 세균에게 탄수화물을 제공하지 않으면 세균은 과잉 번식을 유지할 수 없다. 결과적으로 세균 이상 증식도 억제된다. 팽만감 같은 과민성 장 증후군 증상이 줄어들 수밖에 없는 것도 이 때문이다.

장 문제 중 방귀가 고민인 경우도 많다. 정상적인 방귀 횟수는 하루에 남성 14번, 여성 7번 정도이다. 많다는 의미는 평소의

두 배 이상을 말한다. 가스를 만드는 세균을 입으로 넣지 않는 것이 중요하다.

식사 전에 이를 닦는 것이 가스를 줄이는 효과적인 방법이다. 입안이나 치아 사이에는 가스를 만드는 세균 종류가 있어서 식후 뿐 아니라 식전에도 이를 닦고 입안을 헹궈 균을 마시지 않도록 하면 가스를 어느 정도 줄일 수 있다. 틀니에도 세균이 있으니 평소 자주 신경 쓰고 깨끗이 관리하자.

비행기 안에서도 가스나 복통이 발생하기 쉽다. 비행기 안은 고도가 높고 기압이 낮아서 뱃속 공기가 팽창하기 때문에 가스가 생기거나 복통이 자주 일어난다. 그런 경우에는 기내식 메뉴를 확인해 포드맵을 먹지 않도록 신경 쓰고, 허리가 꽉 조이는 옷은 피한다. 가스가 포함된 탄산음료는 비행 전이나 비행 중에는 되도록 마시지 않는다.

운동선수의 위장 문제

마라톤이나 철인 경기 같은 지구력 운동(오랜 시간 장시간 운동할 때 생기는 고통을 매일 연습해 참고 버티는 스포츠)은 위장 문제가 많이 생긴다. 장거리 달리기선수나 철인 경기 선수 중에는 설사, 복통, 하혈 등으로 고통받는 사람들이 많다.

달리기선수의 거의 절반이 설사로 힘들어하고 격렬하게 뛴 후 메슥거림을 느끼거나 자주 구토를 한다. 그밖에 설사나 실금, 직장 출혈이 놀랄 만큼 높은 빈도로 일어난다. 축구선수도 상황은 비슷하다. 실제로 과거 6년 동안 프로 축구팀을 조사한 결과 선수들이 고통받고 있는 질환 중 첫 번째가 호흡기 질환, 그다음이 소화기 질환이었다. 이렇게 운동으로 생기는 복부 증상을 '운동 유발성 위장 증후군'이라 한다. 왜 이런 일이 벌어지는 걸까?

강도 높은 운동을 하면 골격근에 혈류가 증가한다. 그만큼 장에 혈류가 감소하는데, 장은 혈액이 부족한 허혈 상태가 오면 또 다른 문제를 야기한다. 먼저 밀착 연접에 대해 알아두자. 장세포가 옆에 붙어있는 세포끼리 강하게 밀착해 세균이나 소화되지 않는 단백질의 침입을 막는 현상을 뜻한다. 만약 장에 혈액이 부족하게 되면 이 밀착 연접 기능에 문제가 생겨 장내세균이 생성하는 내독소 등 독소가 혈류 속으로 새어 들어오는 상태가 된다. 즉, 새는 장 증후군이라 불리는 장 정막 투과성 항진이 일어난다. 그렇게 되면 설사, 복통, 메슥거림, 하혈 같은 증상이 나타난다.

운동으로 인해 장이 새기 쉬워지면 복통 같은 강한 불쾌감도 생긴다. 운동 유발성 위장 증후군은 이와 같은 원리로 일어난다. 특히 강도 높은 운동을 2시간 이상 지속할 때 생기기 쉽다. 운동선수의 적인 운동 유발성 위장 증후군을 예방하려면 저포드맵 식단이 가장 효과적이다. 저포드맵 식이는 고강도 운동에서 생기는 가스에 의한 장 압력을 줄이고, 장 압력 상승으로 발생하는 허혈 상태를 억제해 운동 유발성 위장 증후군을 개선한다. 이미 여러 논문이 같은 결론을 짓고 있다.

테니스선수 노박 조코비치(Novak Djokovic)는 자신이 강해진 이유를 글루텐을 먹지 않는 '글루텐 프리 식사' 때문이라고 말했다. 글루텐 프리식으로 바꾸니 몸 상태가 좋아져서 백전백승할 수 있었다는 것이다. 하지만 사실은 글루텐 프리식이 밀가루를 제외한 저포드맵 식사법과 유사해 운동 유발성 위장 증후군을 개선한다는 주장도 있다. 의학계에서는 이로 인해 선수의 운동 능력도 자연스레 향상될 수 있을 것이라 본다.

장 문제로 인해 좀처럼 결과가 나오지 않는 운동선수는 고포드맵인 빵, 파스타, 우동 같은 음식을 피하고 저포드맵인 쌀, 메밀국수 같은 음식을 먹는 게 관리에 도움이 된다. 다만 글루텐 프리 식사법은 과민성 장 증후군 환자에게 효과적이지만 세균 이상 증식을 완전히 뿌리 뽑을 수는 없다. 과민성 장 증후군 치료의 목적 및 최종 목표는 결국 세균 이상 증식의 근절에 있음을 명심해야 한다.

이미 설명했듯 성분 영양식(몸에 필요한 영양소가 체내에서 완전히 소화·흡수할 수 있는 형태로 구성된 영양제)의 섭취는 세균 이상 증식을 완전히 치료할 수 있는 좋은 대안이다. 과민성 장 증후군 증상이 극적으로 개선된다는 여러 편의 논문이 이를 입증한다. 대표적인 상품인 에렌탈을 먹으면 영양분은 상부 소장에서 재빨리 흡수돼 거의 모두 혈액으로 들어간다. 따라서 소장 입구에서 60㎝ 떨어진 지점부터는 영양분이 아예 지나가지 않는다. 대개 세균 이상 증식은 60㎝ 부근 이후부터 일어나므로 성분 영양식만으로 2주 이상 생활하면 웬만한 세균은 모두 굶어 죽게 된다.

장내 세균총 검사의 함정

장내 세균총 검사(변 검사)의 가장 큰 약점은 변으로 나온 세균이 어디에 서식하는 세균인지를 모른다는 것이다. 장내 세균총 검사는 환자가 배설한 변을 채취해 변에 어떤 세균이 포함됐는지를 조사한다. 그러나 검사하는 변은 당연히 소장에서 대장을 지나 배설되기 때문에 검출된 균이 소장에서 증식했는지 대장에서 증식했는지 판단할 수 없다. 즉, 변의 장내세균 조성으로는 대장 말단의 장내세균 종류만 알 수 있다. 소장 내 세균은 전혀 다른 구성을 보인다. 당연히 변을 조사해도 소장내 세균 과잉 증식 여부는 확인할 수 없다.

한편 SIBO 환자를 대상으로 한 분변 미생물군 이식술(FMT)은 아직 연구 단계이다. 일부 궤양성 대장염이나 크론병은 분변 이식이 효과적이다. 이 질환의 배경에 장내세균 불균형(Dysbiosis, 디스바이오시스)이 있기 때문이다. 현 단계에서 학회는 'SIBO 환자를 대상으로 한 분변 이식은 유효성이 높지 않다'라고 발표한다. 오히려 분변 이식으로 SIBO가 악화하는 사례가 생기고 있기 때문이다. 분변 이식의 목표는 SIBO의 주원인이 장내세균 불균형의 해소가 아니라 소장 내 세균의 절대 수를 증가하는 데 있다. 즉, 분변 이식은 소장에 장내세균을 더 투여하는 치료법이다. 그러니 SIBO 증상에 효과적이지 않다는 고찰이 밝혀지고 있는 것이다. 하지만 긍정적인 면이 있는 만큼 앞으로 더 구체적인 연구가 진행되기를 기대해본다.

장내세균이 생활하는
미세 환경의 중요성

장내세균에 대한 차세대 분석법(Next generation sequencing)이 널리 사용되면서 장내세균의 실체를 파악하는 게 가능해졌다. 더불어 우리 온몸에 대한 다각적 연구 결과가 쌓이면서 장내세균은 '제6의 장기'라 불릴 만큼 중요해졌다. 장내세균은 우리 인간의 친구 혹은 적으로 간주되고 있는 가운데 인체가 이들을 어떻게 조절하느냐가 매우 중요한 시대가 됐다. 실제로 장내세균은 건강에 도움을 줄 수도, 인간을 막다른 길로 몰아갈 수도 있다. 결국 장내세균에 관한 지식은 우리에게 있어 필수적이며, 본인의 장

내 상황을 잘 파악해 내 몸에 맞는 식생활을 개발하는 것 또한 불가피한 여정이라 할 수 있다.

《장내세균의 역습》의 저자는 소화기 내과 전문의이지만 우리 몸 전체에 대한 해박한 지식, 오랜 임상 경험 그리고 장내세균에 대한 깊은 이해를 가지고 있다. 장내세균의 진화 과정, 장에 사는 세균이 신생아 시절부터 어떤 식으로 변화해 인간의 뇌에 영향을 주는지, 장내세균이 어떻게 인간의 심리를 통제하는지 밝히는 한편, 이 모든 과정이 소장내 세균 과잉 증식(Small intestine bacterial overgrowth, SIBO)과 어떤 관계인지를 조명한다.

카터 미국 대통령의 악성 흑생종 치료에 사용된 면역 관문 억제제인 니볼루맙 이야기도 매우 흥미롭다. 차세대 유익균으로 떠오르고 있는 장내세균 아커만시아 뮤시니필라(Akkermansia muciniphila)가 새로 개발된 이 항암제의 효과에 영향을 미친다는 설명을 아주 쉽게 풀어줌으로써 일반인들의 지적 욕구를 채워준다. 특히 불균형에 빠진 장내세균 즉, 교란된 디스바이오시스(Dysbiosis) 장내세균이 오히려 폭주를 선택해 우리를 질병으로 이끈다는 사실을 설득력 있게 주장한다. 소화기 내과 의사로서 저자의 재능이 놀랍기만 하다.

인상적인 것은 환자의 입장을 잘 대변해줄 뿐 아니라 쉽게 이해되지 않는 그들의 증상 및 통증을 일일이 공감하며 의사들에게 여러 가지 조언을 하고 있다는 점이다. 과민성 장 증후군 같이 그 원인이 밝혀지지 않은 질환에 대해 무조건 스트레스가 주원인이라고 말하는 의사를 맹공격하기도 한다. 진료실에서 벌어지는 이런 상황은 한국도 일본과 크게 다르지 않다는 생각이 든다. 고질적인 저수가 의료 정책이 자리 잡은 우리나라 역시 의사 1명당 다수의 환자를 진료할 수밖에 없다. 저자의 일침은 환자의 증상에 충분히 귀 기울일 수 없는 의료 현실을 다시금 생각하게 한다.

다만 스트레스가 질병 유발에 미치는 영향 역시 장내세균 못지않게 중요하다는 사실을 강조하고 싶다. 시상하부에서 분비되는 부신피질 자극호르몬 방출인자(Corticotropin-releasing factor, CRF)가 스트레스 반응에 관여한다는 사실이 명백히 밝혀졌기 때문이다. 그럼에도 소화관에 있어서 유익균과 유해균의 구분이 크게 중요하지 않고, 장내세균이 생활하는 미세 환경이 더 중요하다고 밝힌 저자의 유연성에 박수를 보내고 싶다.

몸에 좋다는 유익균을 과잉 복용해 생기는 건강 문제를 짚어주며 '긴 시간 고통받아온 환자를 위한 최신 치료'를 알려줘 어떻게든 도움이 되고자 하는 한 의사의 인간애를 높이 산다. 소화기 내과 의사인 나에게도 많은 귀감을 준 이 책을 보다 많은 독자들이 읽었으면 좋겠다. 장내세균에 대한 지적 목마름이 어느 정도 해결될 수 있으리라 본다. 무엇보다 이 내용을 실생활에 적용해 장내세균을 파트너로 인지하는 사람들이 많아지기를, 어떻게 하면 자신의 장내세균 환경을 보다 현명하게 조성할 수 있을지 그 해답을 얻어가길 진심으로 바란다.

서울대학교 의과대학·분당서울대학교병원

소화기 내과 김나영 교수

• Atarashi, Koji, et al. "Treg induction by a rationally selected mixture of Clostridia strains from the human microbiota." <*Nature*> 500.7461 (2013): 232-236.

• Furusawa, Yukihiro, et al. "Commensal microbe-derived butyrate induces the differentiation of colonic regulatory T cells." <*Nature*> 504.7480 (2013): 446-450.

• Weyrich, Laura S., et al. "Neanderthal behaviour, diet, and disease inferred from ancient DNA in dental calculus." <*Nature*> 544.7650 (2017): 357-361.

• Patterson, Angela M., et al. "Human gut symbiont Roseburia hominis promotes and regulates innate immunity." <*Frontiers in immunology*> 8 (2017): 1166.

• Adler, Christina J., et al. "Sequencing ancient calcified dental plaque shows changes in oral microbiota with dietary shifts of the Neolithic and Industrial revolutions." <*Nature genetics*> 45.4 (2013): 450-455.

• Rao, Satish SC, et al. "Brain fogginess, gas and bloating: a link between SIBO, probiotics and metabolic acidosis." <*Clinical and translational gastroenterology*> 9.6 (2018): 162.

• Vanuytsel, Tim, et al. "Psychological stress and corticotropinreleasing hormone increase intestinal permeability in humans by a mast cell-dependent mechanism." <*Gut*> 63.8 (2014): 1293-1299.

• Karlsson, Fredrik H., et al. "Gut metagenome in European women with normal, impaired and diabetic glucose control." <Nature> 498.7452 (2013): 99-103.

• Shen, Le, et al. "Tight junction pore and leak pathways: a dynamic duo." <Annual review of physiology> 73 (2011): 283-309.

• Kawano, Yoshinaga, et al. "Colonic pro-inflammatory macrophages cause insulin resistance in an intestinal Ccl2/Ccr2-dependent manner." <Cell metabolism> 24.2 (2016): 295-310.

• Sato, Junko, et al. "Gut dysbiosis and detection of "live gut bacteria" in blood of Japanese patients with type 2 diabetes." <Diabetes care> 37.8 (2014): 2343-2350.

• Qin, Junjie, et al. "A metagenome-wide association study of gut microbiota in type 2 diabetes." <Nature> 490.7418 (2012): 55-60.

• Caesar, Robert. "Pharmacologic and nonpharmacologic therapies for the gut microbiota in type 2 diabetes." <Canadian journal of diabetes> 43.3 (2019): 224-231.

• Song, Mingyang, Andrew T. Chan. "Environmental factors, gut microbiota, and colorectal cancer prevention." <Clinical Gastroenterology and Hepatology> 17.2 (2019): 275-289.

• Komiya, Yasuhiko, et al. "Patients with colorectal cancer have identical strains of Fusobacterium nucleatum in their colorectal cancer and oral cavity." <Gut> 68.7 (2019): 1335-1337.

• Mishima, Eikan, et al. "Evaluation of the impact of gut microbiota on uremic solute accumulation by a CE-TOFMS.based metabolomics approach." <Kidney international> 92.3 (2017): 634-645.

• Strid, Hans, et al. "Patients with chronic renal failure have abnormal small intestinal motility and a high prevalence of small intestinal bacterial overgrowth." <Digestion> 67.3 (2003): 129-137.

• Hsiao, Elaine Y., et al. "Microbiota modulate behavioral and physiological abnormalities associated with neurodevelopmental disorders." <Cell> 155.7 (2013): 1451-1463.

• Pendyala, Swaroop, Jeanne M. Walker, Peter R. Holt. "A highfat diet is associated with endotoxemia that originates from the gut." <Gastroenterology> 142.5 (2012): 1100-1101.

• Nishijima, Suguru, et al. "The gut microbiome of healthy Japanese and its microbial and functional uniqueness." <*DNA Research*> 23.2 (2016): 125-133.

• Naito, Yuji, et al. "Gut microbiota differences in elderly subjects between rural city Kyotango and urban city Kyoto: an age-gendermatched study." <*Journal of clinical biochemistry and nutrition*> (2019): 19-26.

• Verdam, Froukje J., et al. "Human intestinal microbiota composition is associated with local and systemic inflammation in obesity." <*Obesity*> 21.12 (2013): E607-615.

• Takagi, Tomohisa, et al. "Differences in gut microbiota associated with age, sex, and stool consistency in healthy Japanese subjects." <*Journal of gastroenterology*> 54.1 (2019): 53-63.

• Halmos, Emma P., et al. "A diet low in FODMAPs reduces symptoms of irritable bowel syndrome." <*Gastroenterology*> 146.1 (2014): 67-75.

• Tana, C., et al. "Altered profiles of intestinal microbiota and organic acids may be the origin of symptoms in irritable bowel syndrome." <*Neurogastroenterology & Motility*> 22.5 (2010): 512-519.

• Farmer, Adam D., et al. "Caecal pH is a biomarker of excessive colonic fermentation." <*World Journal of Gastroenterology*> 20.17 (2014): 5000-5007.

• Lin, Henry C. "Small intestinal bacterial overgrowth: a framework for understanding irritable bowel syndrome." <*Jama*> 292.7 (2004): 852-858.

• Rezaie, Ali, et al. "Hydrogen and methane-based breath testing in gastrointestinal disorders: the North American Consensus." <*The American journal of gastroenterology*> 112.5 (2017): 775-784.

• Avelar Rodriguez, David, et al. "Small intestinal bacterial overgrowth in children: a state-of-the-art review." <*Frontiers in pediatrics*> 7 (2019): 363.

• Sachdev, Amit H., Mark Pimentel. "Gastrointestinal bacterial overgrowth: pathogenesis and clinical significance." <*Therapeutic advances in chronic disease*> 4.5 (2013): 223-231.

• Mathur, Ruchi, et al. "Metabolic effects of eradicating breath methane using antibiotics in prediabetic subjects with obesity." <*Obesity*> 24.3 (2016): 576-582.

• Basseri, Robert J., et al. "Intestinal methane production in obese individuals is associated with a higher body mass index." <*Gastroenterology & hepatology*> 8.1

(2012): 22-28.

• Dogan, Serkan, Mehmet Celikbilek, Kadri Guven. "High fructose consumption can induce endotoxemia." *<Gastroenterology>* 143.3 (2012): e29.

• Chen, Peng, et al. "Supplementation of saturated long-chain fatty acids maintains intestinal eubiosis and reduces ethanol-induced liver injury in mice." *<Gastroenterology>* 148.1 (2015): 203-214.

• Yan, Arthur W., et al. "Enteric dysbiosis associated with a mouse model of alcoholic liver disease." *<Hepatology>* 53.1 (2011): 96-105.

• Arimatsu, Kei, et al. "Oral pathobiont induces systemic inflammation and metabolic changes associated with alteration of gut microbiota." *<Scientific reports>* 4 (2014): 4828.

• Sato, Keisuke, et al. "Aggravation of collagen-induced arthritis by orally administered Porphyromonas gingivalis through modulation of the gut microbiota and gut immune system." *<Scientific reports>* 7.1 (2017): 1-13.

• Chen, Binrui, et al. "Prevalence and predictors of small intestinal bacterial overgrowth in irritable bowel syndrome: a systematic review and meta-analysis." *<Journal of gastroenterology>* 53.7 (2018): 807-818.

• Pimentel, Mark, et al. "A 14-day elemental diet is highly effective in normalizing the lactulose breath test." *<Digestive diseases and sciences>* 49.1 (2004): 73-77.

• Pimentel, Mark, et al. "Rifaximin therapy for patients with irritable bowel syndrome without constipation." *<New England journal of medicine>* 364.1 (2011): 22-32.

• Gatta, L., et al. "Systematic review with meta-analysis: rifaximin is effective and safe for the treatment of small intestine bacterial overgrowth." *<Alimentary pharmacology & therapeutics>* 45.5 (2017): 604-616.

• Pimentel, Mark, Evelyn J. Chow, and Henry C. Lin. "Normalization of lactulose breath testing correlates with symptom improvement in irritable bowel syndrome. a double-blind, randomized, placebocontrolled study." *<The American journal of gastroenterology>* 98.2 (2003): 412-419.

• Pimentel, Mark, Evelyn J. Chow, and Henry C. Lin. "Eradication of small intestinal bacterial overgrowth reduces symptoms of irritable bowel syndrome." *<The American journal of gastroenterology>* 95.12 (2000): 3503-3506.

• Pimentel, Mark A. 《*A new IBS solution: bacteria, the missing link in treating irritable bowel syndrome*》, Health Point Press, 2006.

• Urita, Yoshihisa, et al. "High incidence of fermentation in the digestive tract in patients with reflux oesophagitis." <*European journal of gastroenterology & hepatology*> 18.5 (2006): 531-535.

• Foster, Jane A. "Gut feelings: bacteria and the brain." <*Cerebrum: the Dana forum on brain science*> Vol. 2013. Dana Foundation, 2013.

• Ghoshal, Uday C., Deepakshi Srivastava. "Irritable bowel syndrome and small intestinal bacterial overgrowth: meaningful association or unnecessaryhype." <*World Journal of Gastroenterology*> 20.10 (2014): 2482-2491.

• Varjú, Péter, et al. "Low fermentable oligosaccharides, disaccharides, monosaccharides and polyols (FODMAP) diet improves symptoms in adults suffering from irritable bowel syndrome (IBS) compared to standard IBS diet: A meta-analysis of clinical studies." <*PLoS One*> 12.8 (2017).

• O'Keeffe, M., et al. "Long-term impact of the low-FODMAP diet on gastrointestinal symptoms, dietary intake, patient acceptability, and healthcare utilization in irritable bowel syndrome." <*Neurogastroenterology & Motility*> (2017).

• Vincenzi, Massimo, et al. "Effects of a low FODMAP diet and specific carbohydrate diet on symptoms and nutritional adequacy of patients with irritable bowel syndrome: Preliminary results of a single-blinded randomized trial." <*Journal of Translational Internal Medicine*> 5.2 (2017): 120-126.

• Khan, Muhammad Ali, et al. "Low-FODMAP diet for irritable bowel syndrome: is it ready for prime time?"<*Digestive diseases and sciences*> 60.5 (2015): 1169-1177.

• Mazzawi, Tarek, et al. "Dietary guidance normalizes large intestinal endocrine cell densities in patients with irritable bowel syndrome." <*European journal of clinical nutrition*> 70.2 (2016): 175-181

• El-Salhy, Magdy, et al. "Low densities of serotonin and peptide YY cells in the colon of patients with irritable bowel syndrome." <*Digestive diseases and sciences*> 57.4 (2012): 873-878.

• Gibson, Peter R. "Use of the low-FODMAP diet in inflammatory bowel disease." <*Journal of gastroenterology and hepatology*> 32.S1 (2017): 40-42.

• Pedersen, Natalia, et al. "Low-FODMAP diet reduces irritable bowel symptoms in patients with inflammatory bowel disease." <*World Journal of Gastroenterology*> 23.18 (2017): 3356-3366.

• Ford, Alexander C., et al. "Small intestinal bacterial overgrowth in irritable bowel syndrome: systematic review and meta-analysis." <*Clinical Gastroenterology and Hepatology*> 7.12 (2009): 1279-1286.

• Odenwald, Matthew A., Jerrold R. Turner. "Intestinal permeability defects: is it time to treat?." <*Clinical Gastroenterology and Hepatology*> 11.9 (2013): 1075-1083.

• Imajo, Kento, et al. "Hyperresponsivity to low-dose endotoxin during progression to nonalcoholic steatohepatitis is regulated by leptin-mediated signaling." <*Cell metabolism*> 16.1 (2012): 44-54.

• Moraru, I. G., et al. "Small intestinal bacterial overgrowth is associated to symptoms in irritable bowel syndrome. Evidence from a multicentre study in Romania." <*Rom J Intern Med*> 52.3 (2014): 143-50.

• De Filippis, Francesca, et al. "High-level adherence to a Mediterranean diet beneficially impacts the gut microbiota and associated metabolome." <*Gut*> 65.11 (2016): 1812-1821.

• Hartstra, Annick V., et al. "Insights into the role of the microbiome in obesity and type 2 diabetes." <*Diabetes care*> 38.1 (2015): 159-165.

• Cani, P. D., and W. M. de Vos. "Next-generation beneficial microbes: the case of Akkermansia muciniphila." <*Front Microbiol*> 8 (2017): 1765.

• JanssenDuijghuijsen, Lonneke M., et al. "Endurance exercise increases intestinal uptake of the peanut allergen Ara h 6 after peanut consumption in humans." <*Nutrients*> 9.1 (2017): 84.

• Yazici, Cemal, et al. "Race-dependent association of sulfidogenic bacteria with colorectal cancer." <*Gut*> 66.11 (2017): 1983-1994.

• Kostic, Aleksandar D., et al. "Fusobacterium nucleatum potentiates intestinal tumorigenesis and modulates the tumor-immune microenvironment." <*Cell host & microbe*> 14.2 (2013): 207-215.

• Sung, Hea Jung, et al. "Small intestinal bacterial overgrowth diagnosed by glucose hydrogen breath test in post-cholecystectomy patients." <*Journal of neurogastroenterology and motility*> 21.4 (2015): 545-551.

• Tarnopolsky, Mark A., et al. "Bacterial overgrowth syndrome in myotonic muscular dystrophy is potentially treatable." <*Muscle & nerve*> 42.6 (2010): 853-855.

• Bauer, Tilman M., et al. "Small intestinal bacterial overgrowth in patients with cirrhosis: prevalence and relation with spontaneous bacterial peritonitis." <*The American journal of gastroenterology*> 96.10 (2001): 2962-2967.

• Ojetti, Veronica., et al. "Small bowel bacterial overgrowth and type 1 diabetes." <*Eur Rev Med Pharmacol Sci*> 13.6 (2009): 419-423.

• Cesario, Valentina, et al. "Methane intestinal production and poor metabolic control in type I diabetes complicated by autonomic neuropathy." <*Minerva endocrinologica*> 39.3 (2014): 201-207.

• Henriksson, A. E., et al. "Small intestinal bacterial overgrowth in patients with rheumatoid arthritis." <*Annals of the rheumatic diseases*> 52.7 (1993): 503-510.

• Roland, Bani Chander, et al. "Low ileocecal valve pressure is significantly associated with small intestinal bacterial overgrowth (SIBO)." <*Digestive diseases and sciences*> 59.6 (2014): 1269-1277.

• Gasbarrini, et al. "Clinical predictors of small intestinal bacterial overgrowth by duodenal aspirate culture." <*Alimentary pharmacology & therapeutics*> 33.12 (2011): 1378-1379.

• Costa, Michelle Bafutto Gomes, et al. "Evaluation of small intestine bacterial overgrowth in patients with functional dyspepsia through H2 breath test." <*Arquivos de gastroenterologia*> 49.4 (2012): 279-283.

• Chedid, Victor, et al. "Herbal therapy is equivalent to rifaximin for the treatment of small intestinal bacterial overgrowth." <*Global advances in health and medicine*> 3.3 (2014): 16-24.

• Giamarellos-Bourboulis, Evangelos J., et al. "Small intestinal bacterial overgrowth is associated with irritable bowel syndrome and is independent of proton pump inhibitor usage." <*BMC gastroenterology*> 16.1 (2016): 67.

• Ratuapli, Shiva K., et al. "Proton pump inhibitor therapy use does not predispose to small intestinal bacterial overgrowth." <*The American journal of gastroenterology*> 107.5 (2012): 730-735.

• Jacobs, C., et al. "Dysmotility and proton pump inhibitor use are independent risk factors for small intestinal bacterial and/or fungal overgrowth." *<Alimentary pharmacology & therapeutics>* 37.11 (2013): 1103-1111.

• Kato, Takayuki, et al. "Lubiprostone improves intestinal permeability in humans, a novel therapy for the leaky gut: A prospective randomized pilot study in healthy volunteers." *<PloS one>* 12.4 (2017): e0175626.

• Costa, R. J. S., et al. "Systematic review: exercise-induced gastrointestinal syndrome.implications for health and intestinal disease." *<Alimentary pharmacology & therapeutics>* 46.3 (2017): 246-265.

• Lis, Dana M. "Exit Gluten-Free and Enter Low FODMAPs: a novel dietary strategy to reduce gastrointestinal symptoms in athletes." *<Sports Medicine>* 49.1 (2019): 87-97.

• Brown, Christopher T., et al. "Gut microbiome metagenomics analysis suggests a functional model for the development of autoimmunity for type 1 diabetes." *<PloS one>* 6.10 (2011): e0025792.

• Cook, Laura, et al. "Suppressive and Gut-Reparative Functions of Human Type 1 T Regulatory Cells." *<Gastroenterology>* 157.6 (2019): 1584-1598.

• Peters, Brandilyn A., et al. "A taxonomic signature of obesity in a large study of American adults." *<Scientific reports>* 8.1 (2018): 9749.

• 光岡知足.《腸内菌の世界》, 叢文社, 1980.

• 山下智也, 平田健一: 腸内細菌と動脈硬化. *<成人病と生活習慣病>* 45 (2015): 1523-1529.

• 渡邉邦友: 臨床微生物学のための新しい細菌分類体系. *<日本臨床微生物学 雑誌>* 24 (2014): 99-113.

장내세균의 역습

펴낸날 초판 1쇄 2020년 11월 25일 | 초판 5쇄 2024년 9월 12일

지은이 에다 아카시
옮긴이 박현숙
감수자 김나영

펴낸이 임호준
출판 팀장 정영주
편집 김은정 조유진 김경애
디자인 김지혜 | **마케팅** 길보민 정서진
경영지원 박석호 유태호 신혜지 최단비 김현빈

인쇄 (주)웰컴피앤피

펴낸곳 비타북스 | **발행처** (주)헬스조선 | **출판등록** 제2-4324호 2006년 1월 12일
주소 서울특별시 중구 세종대로 21길 30 | **전화** (02) 724-7633 | **팩스** (02) 722-9339
인스타그램 @vitabooks_official | **포스트** post.naver.com/vita_books | **블로그** blog.naver.com/vita_books

ISBN 979-11-5846-346-5 13510

비타북스는 독자 여러분의 책에 대한 아이디어와 원고 투고를 기다리고 있습니다.
책 출간을 원하시는 분은 이메일 vbook@chosun.com으로 간단한 개요와 취지, 연락처 등을 보내주세요.

비타북스는 건강한 몸과 아름다운 삶을 생각하는 (주)헬스조선의 출판 브랜드입니다.